**Franziska Hengl**

# Psychosoziale Gesundheit Studierender an der Hochschule Coburg

GRIN Verlag

**Bibliografische Information der Deutschen Nationalbibliothek:**

Die Deutsche Bibliothek verzeichnet diese Publikation in der Deutschen Nationalbibliografie; detaillierte bibliografische Daten sind im Internet über http://dnb.d-nb.de/ abrufbar.



**Impressum:**


Druck und Bindung: Books on Demand GmbH, Norderstedt Germany
ISBN: 978-3-656-18519-2

**Dieses Buch bei GRIN:**

http://www.grin.com/de/e-book/193305/psychosoziale-gesundheit-studierender-an-der-hochschule-coburg

Hochschule Coburg
Fakultät Soziale Arbeit und Gesundheit
Integrative Gesundheitsförderung

# Psychosoziale Gesundheit Studierender an der Hochschule Coburg

Franziska Hengl

**Gliederung**

Einleitung

1. Erhebungsdesign
2. Einflussfaktoren der psychosozialen Gesundheit
    - 2.1. Leistungsdruck
    - 2.2. Prüfungen
    - 2.3. Konflikte
    - 2.4. Soziale Kompetenzen
    - 2.5. Andere Schlüsselkompetenzen
3. Empfehlungen
    - 3.1. Entzerrung der Inhalte
    - 3.2. Abbau von Stress und Druck
    - 3.3. Schlüsselkompetenzen
    - 3.4. Gesundheitsförderung
    - 3.5. Motivation und Kohärenzsinn
4. Schlusswort

Abkürzungsverzeichnis

Literaturverzeichnis

Anhang

## Einleitung

„Meine Kommilitonen sind seit zwei Tagen wach und sitzen gerade im Auto zur nächsten Messe.“ (Student, Innenarchitektur, 5. Semester)

„Ich habe elf Prüfungen und zwei davon sind vom letzten Semester.“ (Studentin, Physikalische Technik, 2. Semester)

Immer wieder höre ich, die neuen Bachelor- und Masterabschlüsse sind zeitlich gekürzte Diplomstudiengänge. Zur Prüfungszeit sind die Gänge, die Cafeteria, die Bibliothek und die Hörsäle mit Lerngruppen gefüllt, die Studierenden sind schlecht gelaunt, gestresst oder sitzen mit müden Augen herum und lernen. Das Sozialleben ist auf ein Minimum reduziert.

Solche Aussagen und Beobachtungen schockierten mich schon während meiner gesamten Studienzeit. Die Arbeit in der Studierendenvertretung und mehrere Gespräche mit Studierenden führten mich zu der These, dass die Studienbedingungen ausschlaggebende Faktoren für die psychosoziale Gesundheit Studierender sind. Damit stellten sich mir einige Fragen: Ist dies ein subjektiver Eindruck? Übertreiben Studierende? Will ich nur das Negative hören? Jammern Studenten nur?

Diese Fragen motivierten mich, dieses Thema wissenschaftlich zu untersuchen und der Hypothese nachzugehen, inwieweit die Studienbedingungen einen negativen Einfluss auf die Gesundheit der Studenten haben.

Daher führte ich eine Befragung an Studierenden durch, die die psychologische Beratung der Hochschule Coburg aufsuchten, um explorativ die hauptsächlichen Belastungen aufzudecken. Ich recherchierte Ursachen und andere Studien zu den darin genannten Belastungen und konnte einen positiven Zusammenhang zur psychischen Gesundheit finden. In dieser Arbeit wurden die physischen Auswirkungen aus Platzgründen außer Acht gelassen und der Fokus liegt lediglich auf den psychosozialen Effekten.

Aus den Ergebnissen der Recherche leite ich fünf Empfehlungen ab, die zu einer besseren Qualität der Lehre und zu einer besseren Gesundheit der Studierenden führen können.

Aus Gründen der Lesbarkeit verwende ich in dieser Arbeit die ursprüngliche Wortform. Diese schließt selbstverständlich die weibliche, die intersexuelle und die männliche Form mit ein.

## 1. Erhebungsdesign

Im Zeitraum vom 22. Juni 2009 bis 21. Juni 2010 führten die Psychologen Dr. Alber und Dr. Genz bei den Studenten, die die vom Studentenwerk und der Hochschule angebotene psychologische Beratung aufsuchten, eine von mir entwickelte Befragung durch. Die Studierenden befinden sich in einer Krisensituation, in der sie sich vertrauensvoll an die Psychologen wenden, daher führten auch diese die Befragung durch. Den Fragebogen für eine Person gibt es in zweifacher Ausführung, um eine Meinung der Studierenden zu erlangen und gleichzeitig eine Einschätzung der Psychologen. Dabei konnten insgesamt 34 Studierende befragt werden, wobei die Studiengänge folgendermaßen vertreten waren:

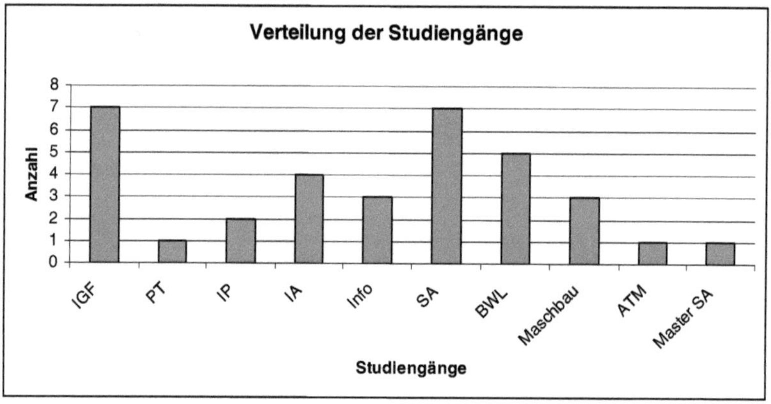


Abb. 1

Es handelt sich um eine explorative Studie, in der eine kleine Befragungseinheit Anhaltspunkte für psychosoziale Belastungen bietet. Dies gab mir Gelegenheit anfänglich zu schauen, welche Belastungen die Studierenden haben, um dann heuristisch vorgehen zu können. Die Ergebnisse der Studie zeigten die Belastungen dieser Studierenden und gaben damit Anhaltspunkte und eine Orientierung für die weitere Recherche.
In dem Fragebogen wird zuerst erfragt, ob die Studierenden aus privaten, aus studienbedingten oder aus beiden Gründen die Beratung aufsuchen.
Die zweite Frage fokussiert die Belastungen der Studierenden, die sie im Studium empfinden, um genauer untersuchen zu können, was das

Wohlbefinden der Studierenden beeinträchtigt. Dies geschieht durch eine offene Frage, um die eigentlichen Belastungen der Studierenden aufzudecken und die vielfältigen Belastungen generell aufzuzeigen. Die Antworten sind dabei auf drei beschränkt.

In der dritten Frage sollen die genannten Belastungen in eine Reihenfolge gesetzt und auf die empfundene Stärke eingeschätzt werden. Auf einer Likert Skala beurteilen die Studierenden sowie die Psychologen die in 2. aufgelisteten Belastungen von 1 = sehr schwach bis 5 = sehr stark. Diese Bewertung gibt Auskunft über die Schwere, um die Ergebnisse qualifizieren zu können.

## 2. Einflussfaktoren der psychosozialen Gesundheit

In der Erhebung wird ersichtlich, dass 18 Studierende aus privaten und studiumstechnischen Gründen die Beratung aufsuchten, 15 aus privaten und einer aus studientechnischen Gründen. Dies spiegelt sich in einem ähnlichen Verhältnis in der Ansicht der Psychologen wider.

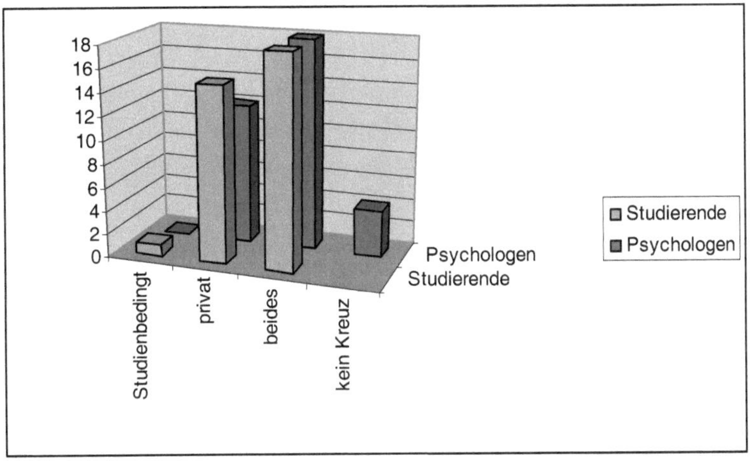


Abb. 2

Aus den Ergebnissen der zweiten Frage werden die mehrfach genannten Antworten zusammengefasst und die unter drittens am stärksten als belastend bewerteten Antworten ausgewählt. Die vollständige Liste der Antworten kann im Anhang nachgelesen werden. Die Antworten sin in fünf

Gruppen zusammengefasst und betreffen die Themen Leistungsumfang, Prüfungen, Angelegenheiten neben dem Studium, Organisation, Konkurrenzdruck und Kompetenzen.
Aus diesen lediglich den psychosozialen Bereich betreffenden Gruppen sind die folgenden fünf Thesen abgeleitet:

2.1. Die Studierenden sind durch einen hohen Leistungsdruck, ein hohes Lernpensum, viele Inhalte und eine teilweise ungünstige Organisation des Studiums belastet.

2.2. Prüfungsschwierigkeiten (Stress, Druck, Angst) belasten Studierende

2.3. Partnerschafts-, Familienkonflikte und psychische Belastungen verhindern soziale Unterstützung und erschweren das Studieren

2.4. fehlende soziale Kompetenzen verhindern soziale Unterstützung, Bewältigungsstrategien und Schlüsselkompetenzen sind vorteilig für sämtliche Lebensbereiche

2.5. Selbstorganisation und individuelle Lernstrategien, ausreichende Betreuung im Studium und Motivation fehlen den Studierenden

Diese Thesen sollen im Folgenden mit weiteren Studien und Theorien ergänzt, erläutert und bewiesen werden.

### 2.1. Die Studierenden sind durch einen hohen Leistungsdruck, ein hohes Lernpensum, viele Inhalte und einer teilweise ungünstigen Organisation des Studiums belastet.

Die Mehrheit der Nennungen in der Erhebung betrifft den Umfang und den damit verbundenen Druck durch das Studium, was diese These zulässt und nun durch weitere Theorie und Studien ausgeführt und untersucht werden soll.
Die Nennungen aus der Gruppierung Leistungsumfang sind beispielsweise wenig Freizeit durch ein hohes Arbeitspensum, großer Stoffumfang, die Menge der geforderten Leistungen und zeitintensive Projekte, wobei teilweise Nächte zum Arbeiten genutzt werden. Für drei Studierende ist der hohe Leistungsdruck negativ und Wettkampf spielt eine erhebliche Rolle durch Konkurrenz untereinander, fehlende Akzeptanz und Vergleiche mit Mitstudierenden.

Die Beurteilung der Psychologen Dr. Genz und Dr. Alber bestätigt diese Gründe und benennt die Probleme konkret, was in Abbildung 3 dargestellt ist.

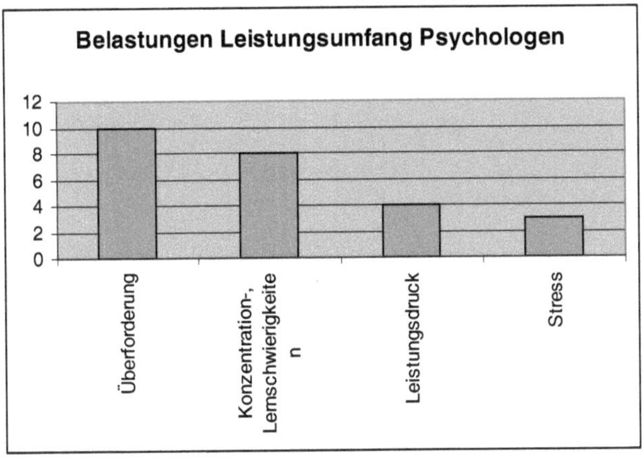


Abb. 3

Dies zeigt, dass neben persönlichen Schwierigkeiten ein hoher Stresspegel, gegeben durch Leistungsdruck und ein hohes Anforderungsprofil, der meistgenannte Grund für das Aufsuchen der Beratung ist.
Eine Rolle spielt für die Befragten auch die Organisation des Studiums, wobei die Wahlmöglichkeiten, die Praxisorientierung und die unklaren Anforderungen bzw. Ziele im Studiengang genannt werden. Dies wird mit viermaliger Nennung von den Psychologen bestätigt.
Die Stichworte Überforderung, Leistung und Stress werden nun genauer untersucht, mit Theorien belegt und mit anderen Studien verglichen.

Leistung hat drei wesentliche Funktionen. Zum Ersten die Sozialisationsfunktion, durch die Schüler, aber auch Studierende, lernen, „sich den Gegebenheiten [ihrer] sachlichen Umwelt und sozialen Mitwelt anzupassen" (Schröder, 2000, S. 289). Im Studium bedeutet dies, dass Studierende gleiche Leistungen erbringen müssen, um einen bestimmten Beruf zu erlernen und die damit verbundenen Tätigkeiten zu beherrschen. Studierende können damit einerseits sachlich beurteilt und andererseits in eine soziale Ordnung eingeordnet werden. Zum Zweiten hat Leistung eine Entfaltungsfunktion, diese ist der Ersten entgegengesetzt und konzentriert sich auf die Selbstverwirklichung. Vorhandene Fähigkeiten und Fertigkeiten benötigen den Leistungsprozess und können in der Durchführung eingeübt, entwickelt und erweitert werden (ebd.). Die dritte Funktion liegt in der Gestaltung der Welt. Durch Leistung werden Schüler, aber auch Studierende, dazu befähigt auf ihre Umwelt gestalterisch einzuwirken (ebd.). Durch das Erlernen spezieller Fähigkeiten und Fertigkeiten im Studium sind Studierende somit nach dem Abschluss in der Lage, kreativ und gestalterisch, mit Verbesserung und Fortschritt auf das Arbeitsumfeld einzuwirken.

„Leistung ist der Prozess oder das Ergebnis einer Arbeit in Relation zu einem Gütemaßstab." (Schröder, 2000, S. 288) Für Studierende an einer Hochschule bedeutet dies je nach Studiengang unterschiedliche Abgaben, Projekte, Hausarbeiten, Prüfungen und Praktika vorzubereiten, durchzuführen und abzugeben. Der Entstehungsprozess und das Ergebnis dieser Arbeiten werden durch den Professor in Relation zu einem Gütemaßstab gesetzt und benotet. Diese Bewertung zieht gewisse Konsequenzen mit sich. Die Noten werden in die Gesamtnote des Bachelor-, Master- oder Diplomabschlusses eingerechnet - sie sind auch Voraussetzungen für Praktika oder das Weiterkommen im Studium. Negative Resultate haben neben den Aspekten auf die Gesundheit auch eine gesellschaftlich-wirtschaftliche Bedeutung, welche besonders aus neoklassischer Sicht der Ökonomie, aber auch von politischer Seite argumentiert wird. Sie führt zu erhöhten Kosten: erstens für die Studierenden, die Studienbeiträge und –gebühren zahlen, zweitens für den Bundesstaat, der bei Studiengangswechsel oder –abbruch fehl investiert und drittens für die Wirtschaft, da der Eintritt in die Berufstätigkeit verzögert wird (Nitsch, 1981). Für den Studierenden sind, neben den persönlichen und sozialen Auswirkungen, die direkten und indirekten finanziellen Verluste von Bedeutung und erzeugen einen gewissen Druck, gute Resultate zu erzielen. In der Befragung nannten drei Studierende Zukunftsängste und Perspektivlosigkeit.

Weiterhin haben diese Konsequenzen auch gesellschaftliche Auswirkungen. Nitsch (1981) erläutert zwei Aspekte: die Entwicklungshemmung individueller Fähigkeiten, die dann in der Gesellschaft nicht genutzt und angewendet werden können und die Wirkung als Selektionsmechanismus, der die an den

universitären Rahmen am besten Angepassten bevorzugt, aber nicht an beruflichen Anforderungen ansetzt.
Kommilitonen werden durch die Bedeutung von Noten und Zukunft zu Konkurrenten. Sie werden zu einer Bezugsgruppe für den benotenden Professor, aber auch zu Rivalen untereinander, was zwar die Leistung jedes Einzelnen erhöht, jedoch auch den Leistungsdruck (Nitsch, 1981). Für Nitsch kann dies nicht nur zu mangelnder Kooperationsbereitschaft, sondern auch zu sozialer Isolation führen und zu Sozialkontakten, die sich nur um Universitätsinhalte drehen. Das erlernte Konkurrenzverhalten kann sich kontraproduktiv auf das spätere Arbeitsleben auswirken, da es nicht förderlich für soziales Handeln und Denken ist.
Weitere Faktoren für die Auslösung von Stress bei Schülern und Studierenden sieht Nitsch (1981, S. 268) in der „Vernachlässigung emotionaler Aspekte“ in der sehr theoretischen Ausbildung, in der fehlenden Bewegung und einer eingeschränkten Freizeit. Die Intellektualisierung trifft besonders in den technischen Bereichen zu. Die hauptsächlich aus Fachwissen bestehenden Studiengänge behandeln kaum oder keine sozialen Kompetenzen, dafür eine sehr umfangreiche fachliche Stoffmenge. Für eine eingeschränkte Freizeit sprachen sich zehn Umfrageteilnehmer an der Hochschule Coburg aus.

Damit ist der eigentliche Leistungsprozess und dessen Motivation eng verknüpft mit dem Resultat: der Note und deren Konsequenzen. Aus diesen Konsequenzen und Funktionen ergibt sich ein Leistungsdruck, der von Schröder (2000, S. 288) als „Leistungsforderungen, verbunden mit Sanktionen und Repressalien“ definiert wird. Die unterschiedliche Bewertung und die vorhandenen Bewältigungsstrategien der Studierenden führen dabei zu einer individuellen Belastung, zu positiv oder negativ wirkendem Stress oder auch zu „Leistungsangst“, die den Studierenden hemmt (ebd.).
In einer deutschlandweiten Studie zu den Ursachen von Studienabbruch (Heublein et al., 2010) gibt die mit 31% größte Gruppe an, sich dem Leistungsdruck und den Anforderungen nicht gewachsen zu fühlen sowie Prüfungen nicht bestanden zu haben. Dabei zeigt sich, dass die Zahl von Abbrechern wegen Leistungs- und Prüfungsschwierigkeiten auf 31% gegenüber 2000 (20%) gestiegen ist, was nach dieser Studie auf die

Studienbedingungen zurück zu führen ist. Außerdem wird gezeigt, dass Mängel an der Studienorganisation und ein zu hohes fachliches Niveau Gründe für einen Studiumsabbruch sind. Die Umstellung auf das Bachelor- / Mastersystem führt weiterhin zu erhöhten Abbrecherquoten aus Überforderung durch die Anforderungsverdichtung, was auf veränderte Bedingungen, vor allem in den ersten Semestern hinweist. Diese hohen Anforderungen stellen eine Herausforderung bezüglich der Leistungsvoraussetzung und des –vermögens sowie der Motivation der Studierenden dar. Überforderung ist damit der wichtigste Studienabbruchsgrund (ebd.). Eine unveröffentlichte Studie der Hochschule Coburg, die das allgemeine Gesundheitsbefinden untersuchte, zeigte, dass sich 435 von 883 Studierenden „überwiegend" und „etwas überfordert" fühlen, weitere 283 bald. 25,1% der zu dieser Zeit Überforderten führen zu hohe Studienanforderungen an und 42,2% haben Schwierigkeiten ihren Studienalltag zu organisieren (Bohrhardt, 2007).
Wie die erhobene Befragung der Studierenden, die die psychologische Beratung besuchten, zeigt, führt dieser Leistungsdruck bei einigen Studierenden zu einer Krise oder trägt erheblich dazu bei. Damit stellt die psychologische Beratung der Hochschule Coburg ein entscheidendes Instrument dar, Schwierigkeiten bei Studierenden aufzufangen und einem frühzeitigen Studienabbruch entgegen zu wirken. Führen Leistungsdruck und Angst zu Erkrankungen, entsteht ein weiterer wirtschaftlicher Faktor, die Behandlung. Diese tragen die Studierenden selbst durch ihre Beiträge, die Hochschule sowie das Studentenwerk als Bereitsteller der Beratungsleistung und die Krankenkassen als Finanzierer weiterer Behandlungen (Nitsch, 1981).

Menschen interpretieren Stressoren auf individuelle Art und gehen unterschiedlich damit um. Die negative Bewertung des Stresses durch das Individuum ist der Stress auslösende Faktor und damit subjektiv (Lazarus, 1966, 1993, 2000 zitiert in Aronson, Wilson & Akert, 2004).
Stress an sich ist in erster Linie die Reaktion des Körpers auf einen Stressor. Die Definition von Stress nach Lazarus und Folkman (1984, zitiert in Aronson, Wilson & Akert, 2004) sind „die negativen Gefühle und

Überzeugungen, die entstehen, wann immer Menschen sich außerstande sehen, den Anforderungen ihrer Umwelt gerecht zu werden."

Es gibt akuten Stress, der das Herz schneller schlagen lässt, die Muskeln anspannt, schwitzen und den Blutdruck ansteigen lässt (Benkert, 2009). Der Körper stellt bald wieder ein Gleichgewicht her und die Funktionen gehen zurück in den Normalzustand. Haben Menschen aber über einen längeren Zeitraum Stress und bewerten diesen negativ oder können ihn nicht ausreichend bewältigen, kommt es zu verschiedenen Stresssymptomen wie Erschöpfung, Anspannung, erhöhtem Blutdruck oder Schlafproblemen. Das Gleichgewicht kann nicht wieder hergestellt werden (Benkert, 2009). Dies führt nach Benkert (2009) zu Stoffwechselstörungen, vermehrter Ausschüttung von Kortisol und die Funktion des autonomen Nervensystems wird beeinträchtigt. Das hat gesundheitliche Folgen und kann einerseits zu physischen Erkrankungen führen, andererseits ist es Ursache für Depressionen und psychische Beeinträchtigungen. Ständiger Leistungsdruck kann zu Dauerstress führen und die aufgestaute Energie muss abgebaut werden, was Zeit und Gelegenheit braucht (ebd.).

Der Leistungsumfang, der damit verbundene Druck und Stress sowie die Überlastung ist eine Problematik, die auf sämtliche Studierende zutrifft und einen negativen Einfluss auf deren Gesundheit haben kann.

## 2.2. Prüfungsschwierigkeiten (Stress, Druck, Angst) belasten Studierende

Die zweithöchsten Nennungen in der Befragung der Teilnehmer an der psychologischen Beratung betreffen Prüfungen. Sieben Studierende nennen Prüfungsstress bzw. –druck und drei Ängste in Bezug auf die Prüfungen als Gründe für ihren Besuch. Die Psychologen diagnostizieren neun Mal Prüfungsangst bzw. –stress, wobei sowohl die Quantität als auch die Qualität des Lernstoffes eine Rolle spielt. Abgesehen von Praktika, Leistungsnachweisen, Hausarbeiten oder Projektabgaben werden an der Hochschule schriftliche Prüfungen in der Regel am Ende des Semesters in einem Prüfungszeitraum absolviert.

Im Folgenden sollen diese Bedingungen näher untersucht werden.

Die Benotung von Leistungen hat die Funktion der Motivierung, der Informierung, der Kontrolle und die zwei umstrittensten Funktionen der Selektion und Disziplinierung (Schröder, 2000).

Werden Leistungen benotet und dadurch qualifiziert, bekommen sie eine erhöhte Aufmerksamkeit und Bedeutung. Dies veranlasst Studierende mehr Aufwand zu betreiben und motiviert sie zu einer Leistungssteigerung. Bei schwächeren oder verunsicherten Studierenden kann aber auch eine Hemmung der Leistung eintreten und der Leistungsdruck und damit der Stress erhöht werden (ebd.). Je mehr Aufwand ein Student in eine Leistung stecken muss, um eine gewisse Note zu erreichen, desto höher ist sein Stress. Damit hat die Motivation durch Noten nur bei einem Teil der Studierenden Erfolg und führt bei anderen zum gegenteiligen Effekt.

Noten informieren nach Schröder (2000, S. 296) „nur über eine unter bestimmten Bedingungen vom Schüler erstellte und dem Lehrer abgelieferte Leistung" und geben somit Auskunft, inwieweit jemand den geforderten Leistungen entspricht. Dies ist immer eng verknüpft mit Erwartungen: denen der Studierenden, Eltern und Professoren, aber auch der Arbeitgeber. Noten informieren diese Personen über angenommene Zukunftschancen.

Des Weiteren hat die Benotung eine Kontrollfunktion und gibt Auskunft über die erreichten Lern- und Lehrziele. Dabei ist jedoch einerseits die Objektivität zu beachten und andererseits ist die Auskunftskraft über das Erreichen von Zielen durch eine Zahl in Frage zu stellen (ebd.).

Eine oder mehrere erhaltene Noten bestimmen über das weitere Vorankommen während des Studiums, legen aber auch danach eine gewisse Richtung vor und haben entscheidende Bedeutung für die Zukunft. Durch Noten wird selektiert und diskriminiert.

Zu dem Notendruck kommt noch die Quantität und die Qualität des zu lernenden Stoffes hinzu sowie inadäquate oder fehlende Lernstrategien und –möglichkeiten, die Studierende unterschiedlich belasten und Stressoren darstellen können. In der Umfrage werden Lernschwierigkeiten bei sechs Studierenden durch die Psychologen angesprochen. Von den Studierenden werden die Menge des Lernstoffes, aber auch das Auswendig lernen und die kurze Zeit dafür angemerkt. Die unterschiedlichen Studiengänge geben sehr unterschiedlichen Lernstoff vor und damit unterscheiden sich die Lernformen und –ausmaße.

Auch hier gelten die unterschiedlichen Bewertungen und Bewältigungsstrategien, die die Situation für die Studierenden individuell gestalten. Folgen sind unterschiedlich bewerteter, ausgelebter Stress, der im Einzelfall zur Krise führen kann, die professionelle Hilfe verlangt.
Laut der Studie der Hochschul Informations System GmbH (HIS, Heublein et al., 2010) brachen 11% der Studierenden ihr Studium ab, weil sie Prüfungen nicht bestanden haben.
Leistung zu liefern bedeutet somit auch ein gewisser Druck der bewältigt werden muss und je mehr Prüfungen, desto höher dieser Leistungsdruck und der Stress. Je höher die Schwierigkeiten mit der Bewältigung dessen sind, desto stärker wird die Gesundheit beeinflusst.

### 2.3. Partnerschafts-, Familienkonflikte und psychische Belastungen verhindern soziale Unterstützung und erschweren das Studieren

Durch die Psychologen Genz und Alber werden bei vier Studierenden familiäre Konflikte festgestellt, bei weiteren vier Partnerschaftsprobleme. Hier soll nun genauer untersucht werden, inwieweit diese privaten Probleme einen Einfluss auf das Studium und das gesamte Wohlbefinden von Studierenden haben.
Deutschlandweit führen 19% der Studienabbrecher das Beenden des Studiums auf familiäre Probleme zurück, dabei spielen die Vereinbarkeit von privaten Verpflichtungen und der im Studium eine bedeutende Rolle (Heublein et al., 2010).
Es können aber auch nicht so offensichtliche Probleme auftreten. Tschakert (zitiert in Nitsch, 1981) unterscheidet zwei Aspekte der sozialen Faktoren. Einerseits können soziale Faktoren ein Stressor sein und selbst Stress auslösen. Familiäre oder partnerschaftliche Konflikte bei Studierenden können Stress auslösend sein und zu den belastenden Faktoren hinzukommen oder eine Stressdisposition schaffen, in der es schwerer ist, andere Belastungen zu bewältigen. Andererseits kann das soziale Umfeld auch ein Moderator sein und positiven Einfluss nehmen auf das Erleben von Stress und die Verarbeitung. Das soziale Umfeld kann somit auch als Ressource genutzt werden, um positiv mit Stress umgehen zu können (ebd.).

Die soziale Integration in der Hochschule sehen Heublein et al. (2010, S. 117) als „wesentliche Einflussgröße für ein gelingendes Studium". Die Prioritäten der Studierenden scheinen sich durch das soziale Umfeld widerzuspiegeln: Abbrecher hatten mehr soziale Kontakte außerhalb der Hochschule, während Absolventen mehr Kontakte zu Kommilitonen pflegten. Das gemeinsame Lernen, der Austausch und eine gute Qualität der Kommunikation zwischen Studierenden im gleichen Fachbereich tragen zum Studienerfolg bei und können sogar vor einem Abbruch schützen (ebd.).
Ein aufkommendes Konkurrenzverhalten, fehlende räumliche Möglichkeiten, wie es an der Hochschule Coburg durch die momentanen Bauarbeiten der Fall ist, Überforderung und ein hohes Lernpensum stehen einer Entwicklung sozialer Kontakte im Weg. Schwierigkeiten in den oben genannten Bereichen führen zu Problemen den Studienalltag zu bewältigen, im schlimmsten Fall zu Krisen oder gar krankhaften psychischen Beschwerden (vgl. Nitsch, 1981; Benkert, 2009).

Für Graf und Krischke (2004) spielt neben sozialen Faktoren auch die generelle psychische Gesundheit eine Rolle. Für Studierende beginnt ein neuer Lebensabschnitt, der viel Veränderung mit sich bringt. Oft müssen sie erstmalig aus dem Elternhaus aus- und in eine neue Stadt ziehen und dort neue Freunde finden, sich einleben, soziale und kulturelle Angebote entsprechend ihrer Bedürfnisse erschließen. Sie bleiben finanziell dennoch oft von ihren Eltern abhängig und/oder sind auf einen Studentenjob angewiesen (Graf & Krischke, 2004). In der Hochschule wird eine sehr hohe Selbständigkeit erwartet und die Studierenden müssen in dieser Zeit in die Zukunft reichende, existentielle Entscheidungen treffen. Die Hochschule hat starke hierarchische und unflexible Strukturen, aber von den Studierenden wird zunehmend eine hohe Flexibilität erwartet. Diese verlängerte Adoleszenzphase kann einerseits Identitätsprobleme und psychische Konfliktlagen mit sich bringen, andererseits ist sie auch sinnvoll für die Entwicklung und kann als Chance gesehen werden (ebd.).
Wie der Geschäftsbericht des Studentenwerks Oberfranken (SWO, 2009) zeigt, besuchten 95 Studierende zwischen Juni 2009 und Mai 2010 die psychologische Beratung der Hochschule Coburg und suchten Unterstützung bei Studien- und Prüfungsschwierigkeiten, Depressionen und Ängsten sowie

Partnerschaftsproblemen. In der 19. Sozialerhebung des Deutschen Studentenwerkes hatten 61% der Studierenden in Deutschland einen Beratungs- und Informationsbedarf, wovon die Themen Finanzierung, Arbeitsorganisation/Zeitmanagement, Konzentrationsschwierigkeiten, Zweifel am Studium, Prüfungsangst und depressive Verstimmungen die häufigsten Gründe dafür waren (Isserstedt et al., 2009).

Krämer et al. (2007, S. 22) fasst die wesentlichen Probleme an Hochschulen in folgenden Bereichen zusammen:

- Arbeitsplatz
- Leistungsanforderungen
- Transparenz in der Organisation
- Sinnhaftigkeit und Praxisbezug der Inhalte
- Lehrqualität
- Partizipations- und Gestaltungsmöglichkeiten
- Möglichkeiten sozialer Kontakte.

Dies spiegelt sich in der Umfrage an der Hochschule Coburg wider. Die Studierenden, die die Beratung besuchten und einen Fragebogen ausfüllten, stellten Probleme in diesen Bereichen fest und hatten darin Beratungsbedarf. Hahne (1999, zitiert in Graf & Krischke, 2004) sieht die Gründe in den Bedingungen an den Hochschulen: mangelhafte Betreuung und Anleitung der Studierenden sowie fehlende Leistungsrückmeldung tragen negativ zur Entwicklung eines positiven Selbstwertgefühls bei.

Der derzeitige Arbeitsmarkt verlangt ständige Umorientierung und Flexibilität, das Individuum kann und soll sich eine eigene Biografie zusammenstellen, Individualität, Selbstinitiative und Eigenverantwortung sind gefragt (Graf & Krischke, 2004). Diese hohen Anforderungen und die geforderte Flexibilität führen zu Ängsten, Unsicherheiten und Instabilität (Sennett, 2000, zitiert in Graf & Krischke, 2004). Benkert (2009) nennt dies auch Ursachen oder Auslöser einer Depression. Diese Stressoren werden von Individuen unterschiedlich bewertet und es stellt sich die Frage, welche Kompetenzen und Ressourcen Studierende brauchen, um mit diesen Umständen positiv und produktiv umgehen zu können (Graf & Krischke, 2004).

Die gesamte Phase des Studiums, besonders der Beginn aber, ist von Veränderungen des bisherigen Lebens des Studenten geprägt. Je mehr sich Menschen verändern und neuen Umständen anpassen müssen, desto höher ist ihr Stresserleben (Holmes & Rahe, 1967, zitiert in Aronson, Wilson & Akert 2004). Je mehr Veränderungen es gibt, desto schlechter ist der gesamte Gesundheitszustand, was mehrere Studien ergeben (vgl. Seta, Seta & Wang, 1990, Tesser & Beach, 1998 zitiert in Aronson, Wilson & Akert, 2004). Als generell die Gesundheit beeinflussende Faktoren werden Persönlichkeitseigenschaften (vgl. Aronson, Wilson & Akert, 2004) und Belastungsfaktoren angeführt (Clark & Anderson; Clark & Williams, 1999; Jackson & Inglehart, 1995; Jackson et al., 1996 zitiert in Aronson, Wilson & Akert, 2004). In ihrer Situation sollten Studenten die Chance bekommen, ganzheitlich ausgebildet zu werden und Kompetenzen zur Bewältigung, zur Entwicklung ihrer Persönlichkeitseigenschaften und Selbstbestimmung zu erhalten.

### 2.4. Fehlende soziale Kompetenzen verhindern soziale Unterstützung; Bewältigungsstrategien und Schlüsselkompetenzen sind vorteilig für sämtliche Lebensbereiche.

Bei sechs Studierenden in der psychologischen Beratung stellen die Psychologen mangelnde soziale Kompetenzen fest. Dieser Mangel an Kompetenz sein soziales Leben zu gestalten, zieht eine Unfähigkeit nach sich, es so gestalten zu können, dass es förderlich und hilfreich ist. Das soziale Umfeld wird zum Stressor. Für Eggli (1999, zitiert in Krämer et al., 2007) sind Selbstwert, Selbstwirksamkeit, Autonomie, Empathie, Humor und Optimismus wichtige Ressourcen ein Studium zu bewältigen. Diese werden durch das soziale Umfeld beeinflusst und entstehen im Kontext (Weissinger, 1996, zitiert in Krämer et al., 2007). In der HIS Studie (Heublein et al., 2010) wird die Kompetenz, Angebote anzunehmen und sich selbständig zu erschließen mehrfach angeführt. Es ist wichtig, gerade am Anfang des Studiums verschiedene Lern- und Sozialkompetenzen zu erlernen. Jeder Studierende muss fähig sein, diese annehmen, verstehen und erlernen zu können. Diese Fähigkeiten sind nicht nur am Anfang des Studiums zu fördern, sondern sollten während dessen fortgeführt werden. Benkert (2009,

S. 144) beschreibt soziale Kompetenzen kurz als „Eigenschaft, mit anderen Menschen gut zurechtzukommen". Er ordnet ihnen einerseits Durchsetzungsvermögen, als die Fähigkeit seine eigenen Interessen zu wahren als Komponente unter sowie andererseits die Fähigkeit positive Beziehungen mit anderen Menschen zu haben.

Eine Wahlbiografie, Flexibilität, Individualität und Selbstinitiative (Sennett, 2000, zitiert in Graf & Krischke, 2004), wie unter 2.3. erwähnt, braucht Selbstverständnis, Selbstwertgefühl, ein Wissen über eigene Fähigkeiten und ein Nachdenken über persönliche Ziele. Studierende brauchen Zeit, Raum, Befähigung und Anregung, um diese wichtigen Dinge entwickeln zu können und selbst über ihre Belange bestimmen zu können. Dies müssen Studierende aber auch wollen, dazu aus einer passiven Konsumhaltung und der so genannten Komfortzone herauskommen.
Ein Mangel an Persönlichkeitskompetenzen setzt sich, noch gefördert durch negative Erlebnisse während des Studiums, im Arbeitsleben fort. Aber genau dort findet ein Wandel statt, kürzere Innovationszyklen, Strukturveränderungen, mehr Dienstleistung, Globalisierung und Auflösung von Hierarchien (Claussen, Fröhlich & Thomass k.D.; Schaeper & Briedis, 2004). Dadurch ist es notwendig, dass ein Studium darauf vorbereitet und Studierende in die Lage versetzt flexibel zu sein, mit Menschen aus anderen Bereichen kommunizieren zu können, lebenslang zu lernen und selbständig tätig zu sein (Claussen, Fröhlich & Thomass k.D.).
Die Wirtschaft fordert Sozialkompetenzen, in einer Studie der Universität Karlsruhe wurden Stellenanzeigen daraufhin untersucht. Darin wurden Persönlichkeitskompetenzen mit 42,5% und Sozialkompetenzen mit 32.9% am meisten gefordert, neben Medien- und Interkultureller Kompetenz (Robertson, 2001). Persönlichkeitskompetenzen bedeuten dort u. a. Engagement/Einsatzbereitschaft, Flexibilität, Innovativität/Kreativität, Selbständigkeit oder Zielorientierung/Pragmatismus. Bei den Sozialkompetenzen fällt die Teamfähigkeit mit fast einem Drittel der Nennungen besonders auf, darauf folgen Kommunikationsstärke und Durchsetzungsfähigkeit (ebd.). Das bedeutet, dass diese Kompetenzen eine Voraussetzung für ein erfolgreiches Arbeitsleben darstellen und von Unternehmen gewünscht werden.

Die HIS Studie zu Ursachen des Studienabbruches bildet außerdem den Einfluss der Selbsteinschätzung ab. Die Angaben der Vergleichsgruppe aus Absolventen, bemängeln zwar dieselben Dinge, jedoch in geringerer Zahl und sie haben das Studium erfolgreich absolviert. Sie verfügten also über Bewältigungsstrategien, mit den Mängeln umzugehen und Barrieren einfacher zu überwinden (Heublein et al., 2010). Die Kraft des sozialen Umfeldes (Nitsch, 1981; Heublein et al., 2010) als Hilfe beim Lernen, bei Problemen oder zur Überwindung von belastenden Studienbedingungen und die Bedeutung von Schlüsselqualifikationen (Robertson, 2001) zeigt, dass diese vorteilhaften Bewältigungsstrategien im Bereich der Sozialkompetenzen liegen. Schlüsselkompetenzen werden hier als „Verfügbarkeit und die angemessene Anwendung von Verhaltensweisen im motorischen, kognitiven und emotionalen Bereich zur Bewältigung von konkreten Lebenssituationen, die für die einzelne Person und/oder seine Umwelt relevant sind", definiert (Zabeck, 1989, zitiert in Robertson, 2001, S. 10).

Bereits 1995 empfiehlt der Verein Deutscher Ingenieure 20% nichttechnische Inhalte im Studiengang und wird 2001 durch die Studie der Universität Karlsruhe unterstützt, die zeigt, dass fächerübergreifende Lehre und die Ausbildung in Schlüsselqualifikationen von Arbeitgebern gefragt und für das Arbeitsleben von hoher Relevanz ist (Robertson, 2001).

Ein Mangel an sozialen Kompetenzen kann soziale Unterstützung für Studierende an der Hochschule Coburg behindern und individuelle Bewältigungsstrategien sowie Schlüsselkompetenzen sind hilfreich im Studium und für sämtliche Lebensbereiche.

## 2.5. Selbstorganisation und individuelle Lernstrategien, ausreichende Betreuung im Studium und Motivation fehlen den Studierenden

Fünf Studierende, die die psychologische Beratung nutzten, bemängeln in der Befragung das unzureichende Feedback von Lehrenden, fehlende individuelle Förderung und eine schlechte Mentorentätigkeit der Professoren, was durch die Aussagen der Psychologen bestätigt wird.

Die Psychologen stellen einen Mangel an Entscheidungs- und Organisationskompetenzen fest sowie an Motivation.

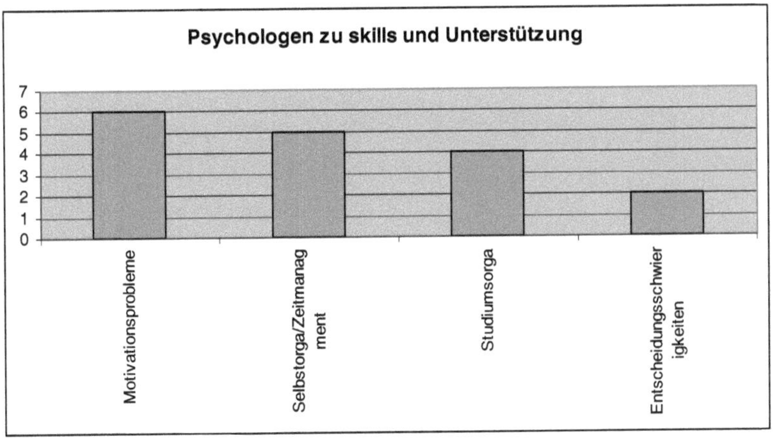


Abb. 4

Der Einfluss dieser Nennungen auf das Wohlbefinden und das Studium sollen im Folgenden näher untersucht werden.

Bei der deutschlandweiten HIS Studie nennen 62% aller Abbrecher motivationale Defizite, wobei 18% dies als Abbruchsursache sehen (Heublein et al., 2010). Diese fehlende Motivation liegt dabei an drei Hauptursachen: falsche Studienfachwahl, die späteren beruflichen Tätigkeiten und schlechte Arbeitsmarkchancen. Die Studierenden haben falsche Erwartungen an das Studium, was bei den Bachelorstudiengängen mit 12% deutlich häufiger der Fall ist, als bei herkömmlichen Abschlüssen mit 8% der Abbrecher insgesamt.

Die Studie zeigt außerdem, dass ungünstige Studienbedingungen andere Probleme im Studium verstärken können und günstige Bedingungen dagegen helfend wirken. Diese positiven Strukturen bedürfen einer Vermittlung von zwei Seiten. Die akademische Betreuung der Lehrkräfte muss darauf gerichtet sein, „die Studierenden zu einem anforderungsadäquaten Nutzungsverhalten zu führen", diese wiederum müssen sich durch Mitwirkung die Angebote auch erschließen (Heublein et al., 2010, S. 104). Der Motivation und Betreuung durch Lehrende wird eine hohe Bedeutung zugemessen, wobei auch hier das individuelle Erschließungsvermögen der Studierenden eine Rolle spielt und zu Studienbeginn vermittelt werden sollte (ebd.).

Sozialleben, Engagement, Lernen, Vorlesung und das Praktikum brauchen Zeit, Organisation und die nötige Motivation. Studenten, die direkt von der Schule kommen, ein neues Leben starten und studieren, haben unterschiedlich ausgebildete Kompetenzen mit dieser neuen Situation umzugehen. Ist eine Hochschule daran interessiert, ihre Studenten gesund zum Abschluss zu bringen, ist es notwendig, einen förderlichen Rahmen zu bieten und verschiedene Schlüsselqualifikationen und Fähigkeiten zu Beginn des Studiums anzubieten. Ferner ist es wichtig, die Neulinge da abzuholen, wo sie stehen, sie nicht gleich am Anfang mit fachlichen Inhalten zu überfordern oder noch zusätzliche, neue Inhalte wie Schlüsselkompetenzen einfach hinzuzufügen. Die zusätzlichen Lernmöglichkeiten müssen auf diese spezielle Zielgruppe direkt zugeschnitten werden. Es ist hier wichtig, den Studenten die Fähigkeit zu vermitteln, ihr neues Leben zu organisieren, die Zeit einzuteilen und Prioritäten zu setzen. Lerntechniken, Erfahrungen und Hilfsangebote können den studentischen Alltag erleichtern.

Die Motivation stellt einen wichtigen Aspekt für Studierende dar. Die Leistungen im Studium und die Organisation passiert aus einer gewissen Selbstmotivation heraus und muss ständig erhalten werden. Nach Niermeyer (2007) hat die Motivation drei Hauptaspekte:

- die grundsätzliche Bereitschaft eines Menschen, Leistung erbringen zu wollen,
- die Fähigkeiten zu besitzen, das Gewollte umsetzen zu können und
- den Rahmen, in dem ein Mensch die Leistung erbringt.

Niemeyer (2007, S. 26) versteht die allgemeine Motivation als den in jedem vorhandenen „generellen Wunsch, etwas zu gestalten, zu erreichen und zu bewirken". Die spezifische Motivation ist dagegen ausgerichtet, „sie ist der Grund dafür, dass das Engagement für ein bestimmtes Ziel entsteht" (ebd.). Um erfolgreich zu sein in seinem Tun, müssen die drei Hauptaspekte in einem ausgewogenen Verhältnis zusammen spielen.

Ein beeinflussender Faktor des Wollens ist die erlebte Selbstwirksamkeit eines Menschen. Wenn eine Person der Meinung ist „das Ergebnis einer Situation beeinflussen" zu können, „dass dieses Ergebnis von Bedeutung ist und dass es bestimmte erwünschte Konsequenzen bringt", regt dies zur Handlung an und motiviert (ebd., S. 36). Als zusätzliche Energiequelle nennt Niermeyer die Bewertung einer Situation mit Emotionen. Emotionen bestimmen das Handeln eines jeden Menschen und können positiv oder negativ auf die Motivation wirken. Nur ein Zusammenspiel von rationaler und emotionaler Intelligenz „ermöglicht ein wirklich erfolgreiches Agieren in der Umwelt" und ist nicht vollständig trennbar(ebd., S. 40). Cooper und Sawaf (1997, zitiert in Niermeyer, 2007, S. 37) definieren „die Fähigkeit, die Kraft und den Instinkt von Gefühlen als Quelle für menschliche Energie, Informationen, Verbundenheit und Einfluss zu spüren, zu verstehen und effektiv einzusetzen" als emotionale Intelligenz. Daniel Goleman (zitiert in Niermeyer, 2007, S. 41) trug dieses Konzept in die Wirtschaft und definierte fünf Kernbereiche:

1. das Bewusstsein eigener Emotionen
2. diese beeinflussen und gestalten zu können
3. sich durch diese Emotionen zu motivieren und Ziele zu erreichen
4. empathisch zu sein
5. Beziehungen positiv gestalten zu können

Erfolg und Motivation sind auch abhängig von Wünschen und vom Wissen was man will. Sein Ziel zu kennen, trägt erheblich dazu bei überhaupt zu wollen.

Für zwei Studierende der Hochschule Coburg waren Entscheidungsschwierigkeiten eines der Gründe zur Krisenberatung zu gehen, was ein Symptom von nicht vorhandenen persönlichen Zielen sein kann.

Es ist nicht die Aufgabe einer Hochschule, die Studierenden grundsätzlich zu motivieren, aber sie liefert die Bedingungen, die entscheidend für Leistungsbereitschaft sind und beeinflusst damit die spezifische Motivation der Studenten.

Um die benötigten Fähigkeiten für die eigenen Ziele zu erlernen, sind Studierende an der Hochschule. Dort studieren sie Fachwissen und erlernen einen bestimmten Beruf. Um diese persönlichen Ziele zu erreichen, ist es sinnvoll, die zu erlernenden Kompetenzen an diesen Zielen auszurichten (vgl. Niermeyer, 2007). Das heißt aber auch, dass Fachwissen nicht ausreicht und auch „bestimmte Verhaltenskompetenzen und persönliche Eigenschaften [...], die im beruflichen Umfeld und in allen Lebensbereichen unabdingbar sind" zu besitzen (ebd., S. 87). Verhaltenskompetenzen sind hierbei z. B. Kommunikation und Teamfähigkeit und zu den langfristig entwickelten persönlichen Eigenschaften zählen beispielsweise Stressresistenz oder Verantwortungsbewusstsein (ebd.).

Das Verhältnis zwischen Anspannung und Entspannung beeinflusst das Können (Niermeyer, 2007). So sind Studierende, die beispielsweise familiäre Konflikte zu lösen haben, nicht in der Lage ihr gesamtes Leistungspotential zu nutzen (ebd.).

In einem Unternehmen ist die Führungskraft dafür verantwortlich, den Arbeitnehmern Möglichkeiten zu geben, Kompetenzen zu entwickeln. Der Arbeitnehmer kann dadurch verantwortungsvollere Aufgaben übernehmen und engagiert sich mehr. Dies braucht Möglichkeiten zur Entwicklung, Vermittlung des Fortschrittes, Entdecken der fachlichen und nichtfachlichen Potentiale, Selbstvertrauen und eine schrittweise Entwicklung angepasst an den Menschen und seine Fähigkeiten und Fertigkeiten. Hierbei muss das richtige Maß gefunden werden und eine Überforderung, aber auch eine Unterforderung vermieden werden, da dies zur Demotivierung und Senkung des Selbstvertrauens führt (ebd.).

Dasselbe gilt selbstverständlich auch für einen Studenten, die Motivation entwickelt sich unter denselben Bedingungen. Als die Führungskraft ist der Professor zu sehen, der die Möglichkeit hat, die Kompetenzen der Studierenden zu fördern und für deren Entwicklung Anleitung zu geben, was als grundsätzliche Aufgabe einer Hochschule gesehen werden kann. Die Schwierigkeit hierbei ist die individuelle Betreuung und Mühe, die ein Professor an den Tag legen muss, um das richtige Maß von Fördern und Fordern zu finden und es an die jeweiligen Studierenden anzupassen. Im Idealzustand müssen die Lehrmethoden, Hilfen und der Lernstoff an die individuellen Bedürfnisse und Kompetenzen angepasst werden.

Niermeyer (2007) erklärt die Eigenverantwortung, also die Möglichkeiten und Bereitschaft die ein Individuum hat, Verantwortung zu übernehmen und zu beeinflussen, als Bedingung, ob jemand seine Leistungen zur Verfügung stellt oder nicht. Der Mensch kann seine Situation durch Übernahme von Verantwortung verändern und beeinflussen. Ein Studierender ist dabei noch freier als ein Arbeitnehmer, muss aber dennoch diese Verantwortung erst sehen und kennen. Die bewusste Entscheidung Verantwortung zu übernehmen und die selbständige Entscheidung einen bestimmten Schritt zu tun, beispielsweise in diese Vorlesung zu gehen, steigert die Motivation (ebd.). Diese Selbstbestimmung wahrzunehmen hängt vom Weltbild des Studierenden ab und vom Empfinden, ob er oder sie selbst ein Ereignis beeinflussen oder kontrollieren kann. Julian Rotter erklärte 1966 (zitiert in Rotter, 1990) das Modell der internalen und externalen Kontrolle, welches ein Kontinuum beschreibt über das Kontrollempfinden eines Menschen über bestimmte Ereignisse. Auf der einen Seite des Kontinuums glaubt eine Person durch eigenes Verhalten ein Ereignis beeinflussen zu können, auf der anderen Seite ist das Resultat durch Glück oder Schicksal oder einer unbekannten Macht entstanden. Daran knüpft das Konzept der Selbstwirksamkeit von Bandura (1992,1997, 2001, zitiert in Schwarzer & Jerusalem, 2002), welches die Gewissheit ist, herausfordernde Anforderungen durch eigene Kompetenzen bewältigen zu können. Je mehr jemand von dieser Gewissheit überzeugt ist, desto höher ist die Motivation zu handeln.

Diese gefühlte Kontrolle über Ereignisse und unsere Fähigkeiten sie zu bewältigen, führt zum Konzept des Kohärenzgefühls von Aaron Antonovsky. Der Kohärenzsinn ist „eine globale Orientierung [...], die das Maß ausdrückt, in dem man ein durchdringendes, andauerndes aber dynamische Gefühl des Vertrauens hat, daß die eigene interne und externe Umwelt vorhersagbar ist und daß sich die Dinge so entwickeln werden, wie vernünftigerweise erwartet werden kann" (Antonovsky, 1997, S.16). In seinen Studien identifiziert er drei Komponenten: Verstehbarkeit, Handhabbarkeit und Bedeutsamkeit. Ereignisse sind verstehbar, wenn eine Person sie sich erklären kann, sie einen Sinn haben und eingeordnet werden können. Die zweite Komponente, die Handhabbarkeit, wird von Antonovsky (1997, S. 35) als „das Ausmaß, in dem man wahrnimmt, daß man geeignete Ressourcen zur Verfügung hat, um den Anforderungen zu begegnen" definiert. Die Bedeutsamkeit ist „das Ausmaß, in dem man das Leben emotional als sinnvoll empfindet" und das

Vertrauen, dass Anforderungen als Herausforderungen gesehen werden und nicht als Lasten (ebd., S. 35).

Menschen unterscheiden sich in der Art und Weise, wie sie mit Motivations- und Willensprozessen umgehen. „Selbstmanagement ist die Fähigkeit, die eigene Motivation und Willensstärke systematisch zu steigern und Handlungsbarrieren zu überwinden.“ (Klöckner, 2007, S. 3). Für erfolgreiches Selbstmanagement ist es notwendig, seine Stärken und Schwächen zu kennen und zu wissen, wie man sie produktiv nutzen kann. Dies im Studium zu erlernen, bringt Erleichterung im Studienalltag und birgt Erfolgsfaktoren im späteren beruflichen Alltag.

Nach Hitzler, Honer und Maeder (1994) ist Zeitmanagement ein Teil des Selbstmanagements und bedeutet die Zeit systematisch zu planen, einzuteilen und effektiv zu nutzen. Dadurch hat man Zeit für die wesentlichen Dinge, setzt Prioritäten und Ziele und plant ausführlich sämtliche Aktionen des Tages durch, die Zeit ist subjektiv kontrollierbar. Zeitmanagement ist hierbei nicht als wirtschaftliches Mittel zu sehen und heißt nicht, dass Müßiggang Zeitverschwendung ist (ebd.). Eine gesundheitsförderliche Maßnahme ist Zeitmanagement, wenn Müßiggang beispielsweise bewusst durchgeführt und geplant wird und man ein Gefühl von Kontrolle über seinen Tag bekommt. In einer Zeit in der Flexibilität und Selbstinitiative gefordert sind und die Arbeitswelt von Instabilität geprägt ist, stellt die individuelle Planung und Kontrolle der eigenen Ressourcen, wie der Zeit eine stabile Konstante dar - etwas das man selbst kontrolliert und in der Hand hat. Weiterhin hilft ein Nachdenken und Zusammentragen von Aktivitäten, persönliche Ziele zu formulieren, zu wissen was man will und wohin man will, ein Lebenskonzept zu erarbeiten. Dies unterstützt einerseits die persönliche Zufriedenheit und psychische Gesundheit, andererseits wird es im Arbeitsleben gefordert und ist Voraussetzung seine Wahlbiografie schreiben zu können.

Ausgehend von den in der Befragung in der Hochschule Coburg genannten Belastungen durch unzureichendes Feedback von Lehrenden, fehlende individuelle Förderung und eine schlechte Mentorentätigkeit der Professoren, kann gesagt werden, dass diese zum Abbruch des Studiums, sozialen und psychologischen Problemen und Motivationsverlust führen können.

Studierende brauchen Förderung und Forderung von Seiten der Lehrenden, um Fachinhalte erfolgreich vermittelt zu bekommen.
Der von den Psychologen festgestellte Mangel an Entscheidungs- und Organisationskompetenzen sowie an Motivation, Selbstorganisation und individuellen Lernstrategien, kann durch eine Stärkung der Motivation, des Kontrollempfindens, der erlebten Selbstwirksamkeit und des Kohärenzgefühls ausgeglichen werden.

## 3. Empfehlungen

Die Steuerungsgruppe Leitbild hat für die Hochschule Coburg das Ziel formuliert „sowohl familienbewusste als auch gesunde Studien- und Arbeitsbedingungen für alle Hochschulangehörigen bereitzustellen" (Leitbild, 2010, S. 2).
„Als Menschen brauchen wir Gerechtigkeit und Vielfalt. Die Vielfalt ist ein zentrales Merkmal unserer Hochschule, das es zu bewahren und mit Blick auf seine Potenziale zu erschließen gilt. Durch entsprechende Strukturen streben wir, etwa mit Blick auf Behinderten- und Geschlechtergerechtigkeit, die nachhaltige Förderung von Chancengleichheit und Teilhabe auf allen Ebenen an" (Leitbild, 2010, S. 2). Dieses Ziel der Gerechtigkeit ist ein breites und sehr umfassendes. Gerechtigkeit, im Sinne von Chancengleichheit und Gleichberechtigung, für alle Studierenden heißt auch Gerechtigkeit für Studierende mit finanziellen Schwierigkeiten, Studierende, die am Anfang Probleme haben, sich umzustellen, die einer Minderheit angehören oder psychische bzw. soziale Probleme haben. Gerechtigkeit ist mit Studienbeiträgen zu hinterfragen, wenngleich diese Beiträge dafür genutzt werden können Hilfen anzubieten und Studierende zu unterstützen. Die Studie zu den Ursachen von Studienabbruch zeigt, dass etwa jeder fünfte Student wegen finanzieller Probleme sein Studium abbricht (Heublein et al., 2009).
Diese angestrebte Gerechtigkeit braucht familienbewusste und gesunde Bedingungen in der Verhaltensebene und in der Verhältnisebene.
Das heißt, dass nicht nur Gesundheitsförderung im Setting Hochschule stattfindet, was Maßnahmen, Programme oder Projekte zu verschiedenen gesundheitlichen Themen sind, sondern das Setting selbst muss

gesundheitsförderlich gestaltet sein (Siebert & Hartmann, 2007). „Ein gesundheitsförderndes Setting ist [...] ein neues Konzept, das einen Politik- und Strategiewechsel eines Settings beinhaltet und u.a. durch die Einbeziehung gesundheitsfördernder Aktivitäten, die volle Partizipation aller Teile eines Settings sowie die Evaluation der gesundheitsfördernden Maßnahmen gekennzeichnet ist" (Baric & Conrad 1999, zitiert in Siebert & Hartmann, 2007). Dieses Konzept schließt alle Mitglieder einer Hochschule als gesamte Organisation mit ein (Siebert & Hartmann, 2007). Mit diesem Hintergrund werden im Folgenden fünf wesentliche Empfehlungen für die Hochschule Coburg erarbeitet.

## 3.1. Die Entzerrung der Studieninhalte und Verringerung des Arbeitspensums und der Prüfungen sowie die Kommunikation und Mitsprache der Studierenden verbessern und damit Empowerment und Partizipation erweitern

Die Umstellung auf die Bachelor- und Masterstudiengänge enthält auch das Zusammenfassen einzelner Fächer zu Modulen und führt damit zum Wegfall einiger Prüfungen. Die Abbrecherstudie zeigt, dass viele Bachelorstudenten bereits in den ersten Semestern aufhören (Heublein et al., 2010). Studenten merken somit einerseits bereits in den ersten Semestern, ob sie für dieses Studium geeignet sind und ob es das Richtige für sie ist. Andererseits bekommen die Studenten, die schlechter angepasst sind, finanzielle oder andere Schwierigkeiten haben, keine Chance die ersten Semester zu bewältigen. Sie sind gezwungen das Studium abzubrechen, kommen mit mehr Anstrengung durch oder die Belastungen führen zu psychosozialen Krisen, wie auch die Befragung an der Hochschule zeigt (Heublein et al., 2010).
Daher wird hier empfohlen, die Studieninhalte weiterhin zu entzerren, das Arbeitspensum und die Anforderungen zu überprüfen und gegebenenfalls zu kürzen. Dies muss in Zusammenarbeit mit den Studierenden, Absolventen und den Professoren, aber für jeden Studiengang individuell geschehen.

Durch die Tatsache, dass sich Fachwissen ständig entwickelt und ändert, ist es notwendig in der Hochschule eine universell anwendbare und alterungsbeständige Basis zum jeweiligen Fach zu vermitteln und zusätzlich die Fähigkeit später zu lernen, sich neues Wissen selbständig zu erschließen und fächerübergreifende Kompetenzen zu erwerben (Robertson, 2001; Claussen, Fröhlich & Thomass k.D.). Mit Hilfe von Projektarbeit, in denen Gruppen eine Aufgabenstellung selbständig, aber angeleitet lösen, kann dies erfüllt und zusätzlich Motivation erzeugt werden, die mehr Arbeitsleistung und Kreativität hervorbringt (Claussen, Fröhlich & Thomass k.D.; Schaeper & Briedis, 2004). Diese Weise der Erarbeitung von Wissen könnte weiterhin durch Informationen zu Gruppenprozessen und Kommunikation unterstützt werden und so Schlüsselqualifikationen während des Erlebens vermitteln. Studierende, die neben dem Fachwissen auch interdisziplinäres Basiswissen und Schlüsselqualifikationen beherrschen, können sich im Arbeitsleben besser integrieren, Wissenslücken oder Neuerungen selbständig auffüllen und durch selbständiges Denken Problemstellungen erörtern (Claussen, Fröhlich & Thomass k.D.). Fachwissen sollte daher für jeden einzelnen Studiengang quantitativ und qualitativ überprüft und angepasst und Prüfungen durch studienbegleitende Leistungsnachweise ersetzt werden. Sind Leistungsnachweise qualitativ hochwertig, fördern sie neben dem selbständigen Erarbeiten von Fachwissen auch das selbständige Denken und Anwenden der Inhalte. Es sollte nicht die Quantität der Inhalte Ausschlag gebend sein, sondern die Qualität der Lehre. Dies gilt im selben Maße für Leistungsnachweise.

In einer Sitzung des Hochschulrates wurden Grundsätze erarbeitet, die genau in diese Richtung streben. Danach sollen standardisierte Lehr- und Qualitätsberichte eingeführt werden, die die Qualität überprüfen (Hochschulrat, 2010). Diese Berichte dürfen nicht nur Schreibarbeit sein, sondern müssen jeden Professor einbeziehen und dazu führen, dass jeder Lehrbeauftragte seine Lehre überprüft, gegebenenfalls anpasst und entwickelt. Die Professoren sind diejenigen, die direkt mit den Studierenden arbeiten und einen großen Teil zu deren Wohlbefinden und den zu erlernenden Fähigkeiten beitragen. Die Umstellung auf das Bachelor-/Mastersystem ist eine große Herausforderung, gerade bezüglich der Kürzung von Inhalten und die Einschränkung der Lehre einerseits und der zusätzlichen, fächerübergreifenden Inhalte, die vermittelt werden sollen andererseits. Durch die gewillte Zusammenarbeit aller Beteiligten, das heißt

Absolventen und Studierenden sowie Professoren, ist es möglich herauszufinden, welche Inhalte gekürzt oder vereinfacht werden können und welche wichtig sind für das Verständnis des Folgenden. Durch den Einbezug der Studierenden in die Umstellung werden nicht nur ihre Partizipation und ihr Kohärenzsinn erhöht. Auch die Professoren bekommen eine Rückmeldung, um die Qualität ihrer Lehre zu überprüfen und Ideen, wo sie sich einschränken und wo sie die Studierenden unterstützen können.

Weiterhin sollen informelle Gesprächszirkel auf Fakultätsebene eingerichtet werden (Hochschulrat, 2010). In solchen können Studierende und Lehrende die Qualität der Lehre ständig überprüfen, anpassen und entwickeln. Die Umstellung im Zuge des Bolognaprozesses sowie die alltägliche Lehre werden damit zu einem Prozess, der sich ständig entwickelt. Die Bedeutung dieser Gesprächsrunden muss allen Lehrenden und Studierenden verständlich gemacht und kommuniziert werden. Die Möglichkeit der Mitsprache ist hier zu betonen und den Beteiligten nahe zu bringen. Die Mitsprache sollte ernst genommen werden und die gemeinsam erarbeiteten Vorschläge unbedingt durchgeführt werden, um eine Glaubwürdigkeit zu erwirken. Können Studierende wie Lehrende an der Gestaltung der Lehre und Inhalte erfolgreich mitwirken, erhöht dies die Selbstwirksamkeit und somit das Wohlbefinden aller Beteiligten. Dabei ist zu beachten, dass jeder Professor sein Gebiet für wichtig erachtet und niemand bereitwillig kürzer tritt. Genauso ist wichtig zu sehen, dass Studierende dazu tendieren den Arbeitsumfang auf ein Minimum zu reduzieren und die Stoffbewältigung stark auf die Prüfungen auszurichten, da diese das Ziel und die konsequenzenreiche Bewertung darstellen.

Die Mitarbeit führt in erster Linie für alle Beteiligten zu einer gewissen Mehrarbeit. Daher muss der Nutzen offensichtlich sein und somit eine intrinsische Motivation darstellen. Studierende sollten in den Vorlesungen und anderen Veranstaltungen akquiriert werden und eine Information aller und Einbeziehung möglichst vieler Studierenden sollte sichergestellt werden. Genauso sollte die Mitarbeit für niemanden verpflichtend sein, aber eine Kultur darstellen und somit jeden motivieren mitzuwirken. Es sollte dabei nicht um Rechtfertigung seitens der Lehrenden gehen oder Anklagen, sondern jedem muss klar sein, dass es sich um eine Möglichkeit handelt die Lehre bestmöglich für alle zu gestalten. Studierende können auch hier zum

selbständigen Denken und Problemlösen angeregt werden. Die Zirkel sind wirkungsvoller, wenn sie für jeden Studiengang einzeln eingerichtet werden, da es in den verschiedenen Studienrichtungen zu unterschiedlichen Angelegenheiten und Fragestellungen kommt. Wenn diese Zirkel ihre Ergebnisse untereinander kommunizieren, entstehen zusätzlich ein interdisziplinärer Austausch und eine fächerübergreifende Problembehandlung, was ebenfalls die Schlüsselkompetenzen der Beteiligten fördert.
Diese Art der Kommunikation ist neu für alle Beteiligten und muss langsam erarbeitet werden. Moderatoren stellen dafür Neutralität sicher und können diesen Prozess begleiten und unterstützen.

Die Probleme und Auswirkungen der Leistungsbeurteilung durch Notengebung wurden bereits angesprochen und sollten ebenfalls auf Mängel überprüft und angepasst werden. Laut Schröder (2000) hat die Notengebung zwei bedeutende Mängel: die Funktionsüberlastung und die Scheinobjektivität. Die Erwartungen an die Funktionen von Noten, wie Auslese und Disziplinierung sowie Kontrolle und Motivation, sind deutlich höher als sie realisieren können (ebd.). Die Objektivität durch Verwendung von Zahlen (Noten) wird beeinträchtigt durch subjektive Momente wie die eigene Definition der einzelnen Noten, Strenge der Beurteilung und die subjektive Bedeutung des eigenen Faches. Beide Mängel werden jedoch durch subjektive Faktoren hervorgerufen. Die Notengebung wird beispielsweise durch gewisse Vorinformationen und Beurteilungen über den Studierenden gestört, durch die Tendenz an vorherigen Beurteilungen fest zu halten und einen schlechten Studierenden weiterhin schlechter zu beurteilen. Verschiedene Lehrende haben verschiedene Ansichten zur Benotung und tendieren zu Einseitigkeit. Eine gute Leistung weist bei negativen Beurteilern dennoch Mängel auf und wird schlechter beurteilt, wohingegen in einer schlechten Leistung auch positive Inhalte gesehen werden können und eine positivere Beurteilung gegeben werden kann (ebd.). Diese und weitere Störfaktoren können allerdings eingeschränkt werden. Ein Wissen über die subjektiven Störungen und eine entsprechende Reflexion ist Voraussetzung um diese minimal zu halten (ebd.). Daher wird hier empfohlen, Lehrende

dahingehend zu informieren und ihnen Supervision und einen Rahmen zur Reflexion zu gewährleisten.
Des Weiteren empfiehlt Schröder (2000, S. 306) eine „pädagogisch sinnvolle Verteilung“ der Noten. Wenn die Bestnoten nicht nur für absolut fehlerfreie Leistungen gegeben werden, sondern auch Verbesserungen positiv bewerten und auch Minimalleistungen anerkannt werden, fördert es den Studierenden und motiviert. Die Bemühung um eine Gauß`sche Normalverteilung ist pädagogisch nicht sinnvoll und nach Schröder (2000) auch ungerecht. Als Alternativen werden hier eine zielorientierte Messung, die sich an Kriterien orientiert und ein individueller Maßstab, der sich am Fortschritt des Lernenden orientiert, vorgeschlagen (ebd.). Diese individuelle Betreuung ist durch die hohe Zahl der Studierenden eingeschränkt, aber dennoch durch sonstige Leistungsnachweise durchführbar. Durch Hausarbeiten, Reflexionen oder Essays beschäftigt sich der Studierende mit einer Problemstellung und die individuelle Problemlösungsfähigkeit wird gefördert. Der jeweilige Beitrag und das Bemühen darum kann fairer beurteilt werden. Dabei ist zu beachten, dass durch diese alternativen Bewertungsmaßnahmen nicht noch umfangreichere Leistungen und Projekte gefordert werden. Hier ist eine fachinterne Abgleichung unter den Lehrenden notwendig, um das Gesamtpensum zu überschauen. Die eingebrachte Mühe eines Lernenden wird nicht durch ein hohes Leistungspensum sichtbar, sondern ist im Prozess ersichtlich und in der Qualität des Endergebnisses.
Schröder (2000) erwägt dies vor allem bei Gruppenaufgaben. Der Fokus sollte hierbei auf dem „Lösen gemeinsamer Aufgaben“ und dem Solidaritätsprinzip liegen, wodurch das „individualistisch-wettbewerbsorientierte Leistungsverständnis“ ersetzt wird (ebd., S. 308). Das Bearbeiten einer Fragestellung in dieser Art und Weise ist anwendungsorientierter, praxisnah und fördert fächerübergreifende Kompetenzen und Schlüsselqualifikationen.

Als förderliche Ergänzung zu Noten sieht Schröder (2000) Wortgutachten, die differenzieren und begründen. Die Rückgabe von Leistungsnachweisen aller Art mit Kommentaren, die positive Leistungen anerkennen und negativ bewertete begründen, regen zur Verbesserung an, erklären und gestalten die Note nachvollziehbar. Damit wird Objektivität sicherer, Willkür und subjektive

Ungerechtigkeit verkleinert, aber vor allem die Verstehbarkeit gesichert. Diese Verstehbarkeit ist eine Komponente des Kohärenzgefühls und trägt somit zur Entstehung und Erhaltung der Gesundheit der Studierenden bei (Antonovsky, 1997).

Aronson, Wilson und Akert (2004) zeigen mehrere Studien auf, die einen positiven Zusammenhang zwischen erlebter Kontrolle und Gesundheit herstellen. Kontrolle zu haben über das eigene Leben ist dabei besonders dem psychischen Wohlbefinden zuträglich und fördert es. Ebenso führen Aronson et al. (2004, S. 540) Banduras Konzept der Selbstwirksamkeit an, welches einerseits „das Durchhaltevermögen und die Anstrengung" beeinflusst und andererseits auch die Reaktion des Körpers. Je mehr jemand von seinem Handeln überzeugt ist, desto höher die Wahrscheinlichkeit des Gelingens und somit funktioniert Selbstwirksamkeit als selbst erfüllende Prophezeiung (ebd.).

Die durch Partizipation und Befähigung gewonnene Kontrolle und das Verantwortungsgefühl erhöhen die Selbstwirksamkeit und Motivation der Studierenden und somit den Einsatz für und Bindung an die jeweiligen Tätigkeiten. Damit kann eine qualitative Verbesserung der Lehre, der Spaß am Lehren und Lernen sowie das Wohlbefinden gewährleistet werden.

### 3.2. Seminare zu Prüfungsstress, Umgang mit Leistungsdruck, Erlernen von Bewältigungsstrategien, Stressmanagement

Prüfungen an Hochschulen gestalten sich anders als in der Schule, Studienanfänger müssen sich daher neue Erfolgs- und Lernstrategien aneignen und mit Prüfungsstress und Leistungsdruck umzugehen lernen (Graf & Krischke, 2004). Die Hochschule kann hier hilfreich sein, den Studierenden mögliche Methoden und Strategien aufzeigen und Erfahrungen weitergeben. Durch unterschiedliche Art der Übermittlung solcher, können Studierende auf verschiedenen Wegen angesprochen und erreicht werden. Die Förderung von Lerngruppen, indem Räumlichkeiten, Kommunikationsmöglichkeiten und die notwendige Ausstattung zur Verfügung gestellt werden, ist dafür elementar und fördert gleichzeitig die sozialen Ressourcen (ebd.).

Für Studienanfänger können Lernstrategien und Arbeitsmethoden in die Vorlesungen integriert werden. Damit werden Erfahrungen der Professoren weitergegeben. Studierende bekommen Informationen und wenden diese gleichzeitig an, die sie zu Flexibilität, stressfreiem Lernen und offenem Umgang miteinander befähigen. Lernen wird so zu einer gemeinsamen Sache zwischen Professor und Student, Lernen wird zur Interaktion, die Kommilitonen sind Partner und keine Wettbewerber.

Die Mentorenprogramme in den Bachelorstudiengängen wurden von den Studenten allgemein positiv aufgenommen und hatten einen hilfreichen Effekt (Heublein et al., 2010). Durch Mentoren werden Erfahrungen und Bewältigungsstrategien von Studierenden höherer Semester weitergegeben. Dabei ist sehr hilfreich, dass die Mentoren ebenfalls Studierende, also eine peer group sind, Probleme und Ängste kennen, dieselbe Sprache sprechen, im gleichen Alter sind und mehr Aspekte des gesamten Studentenlebens verstehen und abdecken. An der Hochschule Coburg sind diese Programme in mehreren Studiengängen bereits angelaufen und sollen laut Hochschulrat weiter ausgebaut werden (Hochschulrat, 2010). Diese sollten für alle Studiengänge angeboten und die Schulung dafür stetig durchgeführt, überprüft und weiterentwickelt werden.

Des Weiteren können Lernstrategien, Umgang mit Prüfungsstress oder Leistungsdruck, Stress- und Selbstmanagement in angebotenen Seminaren praktisch durchgeführt, erprobt und erarbeitet werden. Die Hochschule sollte hier ihr Angebot weiter ausbauen und ist mit dem Career Center, dem Allgemeinwissenschaftlichen Fächerangebot und dem geplanten Aufbau des Wissenschafts- und Kulturzentrums auf einem guten Weg.

Es gab bereits Versuche spezifische Seminare durchzuführen, die aber aus Geldmangel abgebrochen wurden. Die Erfahrungen dieser Anfänge sollten beim Aufbau des Zentrums erfragt und genutzt werden. Sie geben Auskunft über die Annahme der Kurse, aufgetretene Probleme und gewonnene Erfahrungen und Verbesserungsideen. Weiterhin sollte in diesem Zentrum nicht weiteres Fachwissen vermittelt werden, sondern die bereits angesprochenen Seminare für fächerübergreifendes Wissen und Schlüsselkompetenzen. Auch hier können und sollten Studierende und

Absolventen beim Aufbau beteiligt werden. Die Angebote müssen mit den jeweiligen Studieninhalten vernetzt werden.

Einen besonderen Stellenwert sollte der Umgang mit Stress und Leistungsdruck erhalten. Viele Studierende fühlen sich überfordert und Studienanfänger müssen sich mit sehr vielen unterschiedlichen Problematiken beschäftigen, die durch einfache Strategien nicht zu größerem Stress führen müssen und mit der richtigen Anleitung bewältigt werden können.
Einfache Stressabbaumethoden und Bewältigungsstrategien, die ohne großen Aufwand im Studienalltag praktiziert werden können, produzieren eine gute Basis und erleichtern den Studienalltag (Graf & Krischke, 2004; Benkert, 2005; Aronson, Wilson & Akert, 2004).
Die vorgefundenen Studienbedingungen sind entscheidend, aber nicht allein verantwortlich für das Gelingen eines Studiums (Heublein et al., 2009). Die Wirkung der Angebote kann sich nur entfalten durch Eigeninitiative der Studierenden, die sich die Angebote selbst erschließen, daran teilnehmen und die Inhalte annehmen müssen (ebd.).
Daher sollten die angebotenen Methoden praxisnah, einfach zugänglich und zielgruppenspezifisch ausgerichtet sein, um die Studierenden wirklich zu erreichen und deren Befähigung sicher zu stellen. Dabei ist eine Konzentration auf die unterschiedlichen Studiengänge ebenfalls wichtig, da verschiedene Studiengänge verschiedene Belastungen haben, unterschiedliche Lernmethoden anwenden und unterschiedlichen Leistungsdruck aufweisen. Ingenieurswissenschaften, mit der höchsten Abbrecherquote, haben beispielsweise mehr Probleme mit zu hohen Leistungsanforderungen, während die Abbrecherquote im wirtschaftswissenschaftlichen Bereich an zweiter Stelle durch mangelnde Motivation hervorgerufen wird (ebd.). Die Zahl der Studierenden, die Angebote nicht annehmen oder verwerten können, wird damit reduziert und die Hochschule leistet ihren Beitrag, die Abbrecherquote klein zu halten, die Studierenden ganzheitlich auszubilden und die sozialen Aspekte der Ausbildung ebenfalls abzudecken.

Die angebotenen Seminare sollten grundsätzlich folgende Bereiche berücksichtigen:

Das Erlernen verschiedener und individuell passender Bewältigungsstrategien im Umgang mit Druck, Belastung und Stress (Benkert, 2005; Aronson, Wilson & Akert, 2004). Außerdem ist das Verständnis für menschliche Verhaltensweisen und vor allem das Erfahren des eigenen Denk- und Lernverhaltens sowie der Einstellungen wichtig (Aronson, Wislon & Akert, 2004). Gerade im ersten Semester ist die Umstellung und Anpassung problematisch. Studenten erkennen deren Normalität nicht und dies kann zur erlernten Hilflosigkeit führen. Diese definiert sich „als ein Zustand des Pessimismus, der daraus resultiert, dass ein negatives Ereignis mit stabilen, internalen und globalen Faktoren erklärt wird“ (Abramson, Seligman & Teasdale, 1978; Peterson, 1999; Seligman, 1975, zitiert in Aronson, Wilson & Akert, 2004, S. 541). Studierende bewerten also ihre Ergebnisse unterschiedlich, was wiederum zu unterschiedlichen nachfolgenden Leistungen führt (Aronson, Wilson & Akert, 2004). Die Aufklärung der Studenten über mögliche Bedrohungen und Erklärungen von Leistungen wie Geschlechtererwartung, Stereotypen oder Pessimismus versus Optimismus ist enorm wichtig für deren Selbstwirksamkeit und die eigene Bewertung ihrer Leistungen, da dies den weiteren Umgang mit ihren Leistungen determiniert (ebd.).

Erhalten die Studierenden bereits in den ersten Semestern ein Gefühl von Kontrolle, Partizipation, Selbstwirksamkeit und haben sie individuelle Strategien, um mit ihren Belastungen umzugehen, wirkt sich das positiv auf das psychische Wohlbefinden aus und Studierende sind in der Lage, sich aktiv an den Vorlesungen zu beteiligen und zusätzliche fächerübergreifende Angebote anzunehmen. In solch einem Setting ist es auch für Lehrende interessanter und ergebnisreicher, weil im Allgemeinen anzunehmen ist, dass diese Freude an der Lehre haben.

Die Studie zu Studienabbrüchen (Heublein et al., 2009) zeigt, dass Studierende aus sehr unterschiedlichen Verhältnissen kommen. Der Zugang zur Hochschulreife und damit die verbundene Vorbereitung auf ein Studium, sowie Defizite, die bereits während der Schulzeit entstehen, aber auch die finanzielle und soziale Situation des Elternhauses wirken sich auf den erfolgreichen Abschluss eines Studiums aus (ebd.). Daher trägt auch die Hochschule eine gewisse Verantwortung, den Studierenden und hier vor allem den Studiumsanfängern, die Möglichkeit zu geben diese Defizite aufzuarbeiten. Durch Seminare sowie die Integration verschiedener Methoden und Strategien in Vorlesungen, ermöglicht die Hochschule den Umgang mit Prüfungsangst, Stress und Leistungsdruck. Diese Befähigungen sichern ein erfolgreiches Vorankommen im Studium und fördern die Selbstwirksamkeit, die Kontrolle und damit die allgemeine Gesundheit und das psychische Wohlbefinden.

### 3.3. Erlernen von Schlüsselkompetenzen, wie soziale Kompetenzen, Selbstmanagement, Konfliktmanagement; Studierenden die Möglichkeiten bieten auch andere Intelligenzbereiche auszubauen und Lebenskonzepte zu entwickeln

Die Aufgabe der Hochschule ist die Befähigung der Studenten in einem bestimmten Fachgebiet zu arbeiten. Dies bedeutet sowohl die Vorbereitung auf einen Beruf in der Wirtschaft als auch auf die Arbeit in Forschung und Wissenschaft (Schaeper & Briedis, 2004). Dafür ist es notwendig Schlüsselkompetenzen an Hochschulen zu lehren und zu lernen. Diese Aufgabe liegt u. a. auch bei der Hochschule, da die geforderten Kompetenzen aus Schulzeiten bereits vergessen worden sein können, fachspezifiziert sein sollen und die Hochschule grundsätzlich eine Lehreinrichtung ist (ebd.). Die Umsetzung sollte dabei ein Zusammenspiel von additiven und integrativen Veranstaltungen sein. Die additiven Seminare oder Vorlesungen sind schnell und einfach realisierbar und erfreuen sich einer hohen Nachfrage (ebd.). Das dort erfahrene Wissen, kann aber nur in der Anwendung wirksam werden. Daher ist es notwendig ebenfalls einen integrativen Ansatz zu verfolgen. Darin werden die Studierenden direkt gefordert und es wird ein Bezug zum Fach hergestellt. Die Umsetzung muss vom Lehrpersonal realisiert werden und erfordert wiederum Schlüsselkompetenzen auf deren Seite (ebd.).

Wie bereits vorher erwähnt befindet sich die Arbeitswelt im Wandel: „der öffentliche Sektor hat sich zu Gunsten privatwirtschaftlicher Handlungsfelder verschoben; die Halbwertzeit von Wissen hat sich in vielen Wissensbreichen drastisch verkürzt; die Wirtschaft selbst fordert kreative, flexible und kommunikative Persönlichkeitsprofile" (Robertson, 2001, S. 4). Robertsons Studie (2001, S. 8) belegt dies durch Stellenanzeigen, die zu 83% Schlüsselqualifikationen explizit fordern, welche besonders auf den Wirtschafts- und Managementbereich sowie die Ingenieurswissenschaften fallen. Auffallend häufig werden bei den Sozialkompetenzen Team- und Integrationsfähigkeit sowie Kommunikationsfähigkeit, Durchsetzungsvermögen und Selbstpräsentation gefordert. Bei den Persönlichkeitskompetenzen stechen Engagement, Flexibilität, Kreativität, analytisches Denken und Selbständigkeit hervor (ebd., S. 12f). Die Trennung von Fachwissen und fächerübergreifendem Wissen ist dabei nicht durchführbar, da es sich einmal um spezielles Fachwissen handelt und beim Anderen um dessen Handhabung (ebd.). Dies bekräftigt wieder die Empfehlung die Vermittlung von Schlüsselqualifikationen integriert in die Vorlesungen und durch Seminare anzustreben.

Das Leitbild der Hochschule Coburg fordert eine „ganzheitliche Bildung", die „die Grundlage kritischer Reflexion und Urteilsfähigkeit" bildet und „den Sinn des Lernens [vermittelt] und Lernprozesse teamorientiert [gestaltet]" (Leitbild, 2010, S. 2f). Ziel ist es außerdem zu Verantwortungsübernahme und aktiven Mitgestaltung zu ermutigen (Leitbild, 2010).

Um diese Ziele zu erreichen, dürfen Studierende nicht überlastet und völlig auf Prüfungen konzentriert sein. Dann fehlt Zeit und auch die Motivation sich zusätzlich zu engagieren, Gremien zu besuchen oder nicht prüfungsrelevanten Aktivitäten nachzugehen. Des Weiteren ist es wichtig, die Bedeutung einer ganzheitlichen Bildung an Studierende und Lehrende heranzutragen, diese über Möglichkeiten direkt zu informieren und zu befähigen. Dazu müssen Lehrende unterschiedlicher Fachrichtungen miteinander kommunizieren, neue Prioritäten setzen und umdenken. Dies ist ein Prozess, der Zeit braucht, aber vor allem eine qualitative Informationskultur und Wertschätzung jedes Faches.

Eine außerfachliche Möglichkeit, soziale und kommunikative Fähigkeiten zu stärken ist beispielsweise die Studierendenvertretung, in der Mitglieder sämtlicher Studienrichtungen zusammen arbeiten, kommunizieren und

unterschiedliche Querschnittsqualifikationen benötigen und erlernen. Die geringe Beteiligung an der studentischen Selbstorganisation derzeit ist nicht nur durch mangelnde Motivation zu erklären, sondern vor allem durch mangelnde zeitliche Ressourcen. Jedoch bildet sie eine Möglichkeit, die geforderten Schlüsselkompetenzen zu erlernen und auch zu praktizieren. Somit ist die Studierendenvertretung nicht nur ein Instrument zur Verbesserung der „fachlichen, wirtschaftlichen und sozialen Belange der Studenten", sondern auch für die „Förderung von geistigen, musischen und sportlichen Interessen" zuständig und somit ein vorteilhaftes Organ, was die Vermittlung der Schlüsselqualifikationen betrifft (HAW Fachhochschule Coburg, 2009).
Ebenso werden durch Erwerbstätigkeit und außerhochschulisches, soziales Engagement Kompetenzen entwickelt (Schaeper & Briedis, 2004).
Diese Möglichkeiten sollten daher von Seiten der Hochschule mehr kommuniziert, ermöglicht und gefördert werden. Die Gewichtung erhöht sich, wenn Professoren die Aufgaben, den Zweck und den persönlichen Nutzen den Studierenden kommunizieren und die Studierenden diese direkt erleben oder sehen. Es sollte ebenfalls über direkte Belohnungssysteme nachgedacht werden, wie bereits existierend die Rückgabe der Studienbeiträge für Konventsmitglieder. Die zusätzlichen Tätigkeiten können in Zeugnissen aufgenommen werden und insgesamt mehr positive Aufmerksamkeit bekommen.

Die Integration von fächerübergreifender Lehre steht Hindernissen gegenüber. Am häufigsten werden von den Fachhochschulen und Universitäten Bedenken zur mangelnden Ausstattung, zu fehlenden Ressourcen, zu fachinternen Widerständen und geringer Veränderungsbereitschaft, vollen Stundenplänen und zu den fachlichen Prioritäten genannt (Robertson, 2001, S. 43). Durch Kommunikation, Information, Entzerrung der Studieninhalte, Umgestaltung von Prioritäten und Bereitstellung von Ressourcen auf Seiten der Hochschulleitung können diese Hindernisse überwindbar und ein gesundheitsförderndes Setting geschaffen werden.
Bei der Befragung von Studierenden und Dekanen verschiedener Hochschulen zeigt sich, dass die Umsetzung der fächerübergreifenden Lehre

idealerweise durch verpflichtende Teilnahme an frei wählbaren Veranstaltungen stattfinden soll (ebd.).
Die didaktische Form der Übermittlung von Schlüsselkompetenzen wurde von 86,1% durch Projektarbeit im Team gewünscht, 62,6% wünschen sich Abschlussarbeiten in Teams, 62% durch Planspiele und Fallstudien und 59,9% durch fachübergreifendes Team-Teaching (ebd., S. 65).
Die Koordination und Organisation der fächerübergreifenden Lehre könnte von dem geplanten Wissenschafts- und Kulturzentrum an der Hochschule Coburg übernommen werden.

Konkrete Seminare zur besseren Vorbereitung auf das Arbeitsleben und die gleichzeitige Verbesserung der individuellen Studienbedingungen und Bewältigungsstrategien könnten zu „Lernen lernen", zu „Emotionaler Intelligenz", „Sozialkompetenzen", „Gruppenprozessen/Teamwork", „Stressmanagement" oder „Selbstmanagement" durchgeführt werden. Dabei sollte beachtet werden, dass zusätzliche Seminarinhalte der weiteren Anwendung bedürfen, um zu wirken (Schaeper & Briedis, 2004).
Die Fähigkeit selbständig Wissen zu akquirieren und individuell passende Lernstrategien zu beherrschen ist Grundvoraussetzung zum lebenslangen Lernen. Das Bundesministerium für Bildung und Forschung bezeichnet das lebenslange Lernen als Schlüsselkomponente und nur durch eine ständige Anpassung des Wissens können „persönliche Orientierung, gesellschaftliche Teilhabe und Beschäftigungsfähigkeit erhalten und verbessert werden" (BMBF, 2008). Diese stellen eine Grundvoraussetzung des persönlichen Wohlbefindens dar. Wer nicht fähig ist sie zu erhalten, riskiert demnach Ausgrenzung auf der persönlichen und gesellschaftlichen Ebene sowie in der Arbeitswelt. Aufgrund dieser Wichtigkeit ist es die Pflicht der Hochschule nicht nur träges Wissen zu vermitteln, worunter „theoretisches Wissen verstanden [wird], das für die Lösung komplexer, realitätsnaher Probleme nicht genutzt werden kann" und somit eine Kluft zwischen Hochschule und Arbeitswelt erzeugt (Gruber et al., 1999). Nach Finkbeiner und Schnaitmann (2001, S. 132) hat ein prozessorientiertes Lernen, in welchem sich der Lernende auf die Qualität des Lernprodukts und den gesamten Prozess dessen konzentriert, erfolgreichen Einfluss auf die Motivation, Reflexion und das Selbstbild. Die fachspezifische Wissenserweiterung und die Anwendung

müssen gezielt in der Vorlesung und in allgemeinen, fächerübergreifenden Seminaren vermittelt werden. Die Verwendung beider Formen der Wissensvermittlung ist notwendig, um die jeweiligen Vor- und Nachteile im Gleichgewicht zu halten (Schaeper & Briedis, 2004). Somit kann jeder Studierende zum lebenslangen Lernen befähigt werden und hat die Chance selbst Einfluss zu nehmen, Chancen wahrzunehmen und positiv zu gestalten, was wiederum zu Kontrolle, Selbstwirksamkeit und Gesundheit führt.

Das Konzept der Emotionalen Intelligenz wurde in Kapitel 2.5. erklärt und sollte ein integraler Bestandteil einer Hochschulausbildung, in der häufig auch zukünftige Führungskräfte ausgebildet werden, sein. In leitenden Positionen und auch für das Arbeiten in Teams ist das Verständnis und die sinnvolle Handhabung von Emotionen wichtig (Büro für Berufsstrategie GmbH, k. D.). Die Möglichkeit diese Fähigkeiten bereits im Hochschulleben zu trainieren, bereitet dabei nicht nur bereits dort auf das Arbeitsleben vor, sondern erleichtert ebenfalls das Alltagsleben während des Studiums, fördert das Sozialleben und macht den Umgang mit Menschen verstehbar und handhabbar, was wiederum zu Antonovskys Modell des Kohärenzgefühls führt.

Zur Entwicklung allgemeiner Sozialkompetenzen können ebenfalls Seminare angeboten werden. Die Bedeutung dieser für den Studierenden während des Studiums wurde bereits in Punkt 2.4. hervorgehoben und Robertsons Studie (2001) beweist die durchaus starke Nachfrage seitens der Arbeitgeber. Kommunikation, die Kompetenz zu reflektieren oder das Selbstwertgefühl können trainiert und unterstützt werden (Schaeper & Briedis, 2004).

Ebenfalls stark von Arbeitgebern gefordert ist Teamfähigkeit (Robertson, 2001). Gruppenarbeiten bestimmen bereits oft den Alltag in einem Studium. Wie Claussen, Fröhlich und Thomass (k.D.) durch ihr Projekt zeigen, ist es allerdings ebenfalls wichtig Gruppenprozesse zu erklären, zu reflektieren und somit den Lerneffekt zu unterstützen. Begleitende Veranstaltungen zu Gruppendynamik, Kommunikation, Konfliktmanagement und Prozessen im Team verhindern Frustration und machen auch hier wieder Verhalten und Erlebnisse verstehbar, sinnvoll und handhabbar für den Studierenden. Gruppenprozesse sind komplex und haben Vor- und Nachteile für einen

Studierenden, über die dieser aufgeklärt und auf die er vorbereitet sein muss (vgl. Aronson, Wilson & Akert, 2004).

Angesichts der Tatsache, dass sich sehr viele Studierende überlastet fühlen und die Besucher der psychologischen Beratung u. a. wegen Stress, Überlastung und Zeitnot genötigt sind diese aufzusuchen, liegt es nahe die Kompetenzen zu erhöhen, mit diesem Stress umzugehen. Neben den bereits erläuterten Verhältnisänderungen können Studierende auch zu einer Verhaltensänderung befähigt und ermutigt werden. Stressbewältigungskurse speziell für Studierende können diese Kompetenzen vermitteln und damit den Umgang mit dieser neuen und speziellen Umgebung erleichtern sowie auf das spätere Arbeitsleben vorbereiten und eine Basis für einen gesunden Umgang mit Stress für das gesamte Leben bilden.

Das so genannte Selbstmanagement ist ein weiter Begriff. Es ist eine Therapieform aus der klinischen Psychologie und wird oft als Trainingsansatz in der Wirtschaft verwendet (Klein et al., 2003). Jäger (2007, S. 15) definiert Selbstmanagement als „die gezielte, selbstgesteuerte und eigenverantwortliche Entwicklung [des] Lebens“. Auch diese Definition lässt viele Möglichkeiten und eine breite Interpretation erahnen. Für Studierende ist es wichtig sich selbst zu kennen und zu wissen, wohin sie wollen. Es ist eine biologisch aber auch sehr philosophische Fragestellung, wer wir selbst sind und sollte daher gerade in der hochschulischen Umgebung behandelt werden. In Stellenanzeigen wird Selbstpräsentation gefordert (Robertson, 2001) und in der instabilen, derzeitigen Arbeitswelt (Sennett, 2000, zitiert in Graf & Krischke, 2004) sind ein stabiles und bewusstes Selbst sowie Ziele und ein Selbstmanagement wichtig, denn sie bedeuten Stabilität, Zielstrebigkeit, Gesundheit und Wohlbefinden. Dies ist nicht nur im Hinblick auf Leistungsfähigkeit in unserer Leistungsgesellschaft wichtig, sondern auch für den Mensch als soziales Wesen, der durch verschiedene Methoden versucht, geliebt und anerkannt zu werden (Aronson, Wilson & Akert, 2004). Selbstdarstellung, das Selbstkonzept, Selbstmotivation und Selbstentwicklung gehören zum alltäglichen Leben und können bewusst gestaltet werden (ebd.).

Dafür ist es wichtig, bereits im Studium zu wissen, wohin man später will, ein Lebenskonzept zu entwickeln und Interessensgebiete zu erkennen, um während des Studiums Schwerpunkte oder hilfreiche Fächer zu belegen. Studierende sollten sich nicht darauf verlassen, dass die vorgegebenen Inhalte des Studiums alles abdecken, was man später braucht und ihre Fähigkeiten ihr Leben selbst gestalten zu können, kennen. Die Pflichtinhalte eines Studiums bilden eine Basisausbildung und alles Zusätzliche ist förderlich für das tägliche und das Arbeitsleben.

### 3.4. Gesundheitsförderung als Aufgabe aller verstehen und dessen Bedeutung vermitteln

Das neue Leitbild der Hochschule Coburg bezeichnet die Hochschule als Lebenswelt, in der individuelles Verhalten und die Verhältnisse die Gesundheit aller Beteiligten beeinflussen (Leitbild, 2010). Darin wird auch die Verantwortung anerkannt, dass zukünftige Führungskräfte ausgebildet werden, dass als Auftrag gegenüber der Gesellschaft exzellente Lehre, Kommunikation und Selbststeuerung produziert, in Verantwortung gegenüber der Umwelt und nachkommenden Generationen gehandelt und ein kontinuierliches Qualitätsmanagement durchgeführt wird (Leitbild, 2010). Von diesen und weiteren Zielen sind wir noch weit entfernt. Sie fordern das Engagement und das Verständnis aller an der Hochschule Arbeitenden, Lehrenden und Lernenden.

Werden diese Ziele ohne Beteiligung der Betroffenen festgelegt, kann nicht erwartet werden, dass jeder damit einverstanden ist und diese ebenfalls verfolgt. Die Diskussion solcher Ziele ist ein sensibler Prozess, noch viel schwieriger ist es aber sie zu implementieren und zur Verwirklichung aufzurufen. Dies ist mit öffentlichen Printmedien oder schriftlichen Erklärungen allein nicht getan. Das Qualitätsmanagement muss von Lehrenden positiv angenommen und auch durchgeführt werden. Dazu ist es notwendig, dass diese sich nicht angegriffen fühlen, sich integrieren und es als persönliche Verbesserungsstrategie bewerten. Die persönliche Kommunikation, das Zugehen auf einzelne Personen und das Erreichen jedes Einzelnen sind dabei Grundvoraussetzung der Mitarbeit. Die verantwortliche Stelle für das Leitbild sollte hier verschiedene Arten von Gesprächszirkeln stattfinden lassen, auf Personen einzeln zugehen und sich von Gegenwehr nicht entmutigen lassen. Hier geht es darum teilweise sehr

alte, universitäre Denkstrukturen zu verändern, Stolz und Profilierungsbedürfnisse zu überwinden und die Studierenden genauso einzubeziehen wie die Professoren.
Auf der anderen Seite müssen sich auch die Studierenden an dem Prozess beteiligen. Dazu sind die grundsätzliche Motivation und die soziale Denkweise der Studierenden von Nöten. Sehen sie, dass ihre Meinung ernst genommen wird, ihnen zugehört wird und ihre Änderungsvorschläge auch durchgeführt werden, trägt dies erheblich zur erlebten Selbstwirksamkeit bei und steigert die Motivation (Aronson, Wilson & Akert, 2004; Niermeyer, 2007). Auch dieser Prozess wird ein langwieriger sein, da Studierende sich zuforderst auf Prüfungen konzentrieren und das System der Benotung verinnerlicht haben, was sie ihre Prioritäten dort ansetzen lässt. Partizipation wird nicht in der Schule betrieben und so sind Studierende nicht zwangsläufig dazu befähigt, sich konstruktiv mitzuteilen und zu beteiligen (Schröder, 2000). Zusätzliche Arbeit, die keine direkte und sichtbare Belohnung erfahren lässt, eher soziale Früchte trägt, braucht eine besondere Motivation und Zeit. Zu einer aktiven Mitarbeit muss jeder Mensch erst motiviert werden und den Sinn darin sehen.

Die Aufgabe der Steuerungsgruppe der Gesunden Hochschule wird im Leitbild benannt mit der Analyse der gesundheitsbezogenen Situation, der Planung und Steuerung projektspezifischer Ziele und der Umsetzung von Maßnahmen mit dessen Bewertung (Leitbild, 2010). Dies ist die Definition von Gesundheitsförderung in Hochschulen nach Siebert und Hartmann aus dem Arbeitskreis Gesundheitsfördernde Hochschulen. Diese jedoch verfolgen eher den Ansatz der Hochschule als gesundheitsförderndes Setting, welcher „die gesamte Organisation und alle Mitglieder der Hochschule in den Prozess" mit einschließt (Siebert & Hartmann, 2007, S. 2). An dieser Stelle soll der ganzheitliche Blick erwähnt und die Durchführung punktueller Maßnahmen als Teilkomponente der gesundheitsfördernden Hochschule gesehen werden. Die Aufgabe der Steuerungsgruppe Gesunde Hochschule sollte im Leitbild erweitert werden. Die Gesunde Hochschule sollte unbedingt mit der Steuerungsgruppe Leitbild und dem Qualitätsmanagement zusammenarbeiten, um dieses ganzheitliche Konzept, die Einbeziehung aller Hochschulbeteiligten und den Politik- und

Strategiewechsel zu ermöglichen. Es sollte nicht darum gehen, nur einzelne Projekte durchzuführen, sondern ein ganzheitliches und nachhaltiges Konzept zu erarbeiten.

In dieselbe Richtung weist auch die Durchführung einzelner Seminare zu fächerübergreifenden Themen und die Implementierung dieser in die Vorlesung. Beides muss Hand in Hand gehen und zusammen passieren. Lernen funktioniert im Kontext und kann durch eine Vernetzung gefördert werden (Schröder, 2000, Schaeper & Briedis, 2004). Die direkte Anwendung des Gelernten, sei es fachliches oder fächerübergreifendes Wissen, lehrt, vertieft und zeigt Erfolge direkt auf.
Seminare zu fächerübergreifender Lehre können teilweise auch prüfungsfrei gestaltet werden. Die Studierenden haben hier die Chance, sobald ihnen die Bedeutung der Kurse kommuniziert wurde, selbst zu entscheiden, die Verantwortung für ihr Wissen zu übernehmen und freiwillig diese Angebote anzunehmen. Diese Verantwortungsübernahme und Freiwilligkeit unterstützt entschieden die Motivation (Schröder, 2000; Niermeyer, 2007; Holm-Hadulla, 2009). Die Überprüfungen des Lernerfolges sollte im Interesse des Studierenden geschehen und nicht zur Selektion oder Bewertung für Zeugnisse. Dafür sollte für jedes Seminar separat über die Beurteilung und die Rückmeldung entschieden und diese an die individuellen Anforderungen angepasst werden. Für ein Seminar zum Umgang mit Prüfungsstress scheint es paradox an das Ende eine Prüfung zu setzen. Jedoch macht es Sinn, wenn in dieser die aktuellen Gefühle abgefragt werden und die persönliche Anwendung der Seminarinhalte zur Vorbereitung auf diese Prüfung. Was der Studierende im Seminar gelernt hat, kann direkt abgefragt und angewandt werden und stellt damit zusätzlich eine persönliche Reflexion dar.

Die Gesundheitsförderung an sich sollte daher ebenfalls in das Leitbild der Hochschule aufgenommen, von allen bearbeitet und nicht nur durch den Steuerungskreis der Gesunden Hochschule verantwortet werden. Sie muss von allen Beteiligten der Hochschule verstanden und durchgeführt werden, die Implementierung in jedes Organ und in den Studienalltag ist wichtig für ihren Erfolg.

### 3.5. Motivation und Kohärenzsinn stärken

Die drei Hauptaspekte der Motivation richten sich einerseits an den Studenten, der die grundsätzliche Bereitschaft der Leistungserbringung und deren Umsetzung mitbringen muss und andererseits an die Hochschule, die für den Rahmen dafür verantwortlich ist (Niermeyer, 2007).

Anzunehmen ist, dass eine generelle Motivation bei den Studierenden bereits gegeben ist: sie befinden sich an der Hochschule, haben ein Studium begonnen und hegen im Allgemeinen den Wunsch einen Abschluss zu erreichen. Für dieses Ziel ist es nun für einen Studierenden wichtig, die spezifische Motivation ständig aufrecht zu erhalten.

Das Engagement bezieht sich dabei oft lediglich auf die Prüfungen oder das Endziel des Studiums. Um wirklich qualitativ etwas zu lernen, ist es allerdings wichtig, sich auf den Prozess des Lernens zu konzentrieren, zu reflektieren und die Aufmerksamkeit auf die Durchführung von Aufgaben, Projektarbeiten usw. zu lenken (Schröder, 2000; Claussen, Fröhlich & Thomass k.D.).

Diese spezifische Motivation kann seitens der Hochschule auf verschiedene Weise unterstützt werden. Ein wichtiger Faktor dabei ist die erlebte Selbstwirksamkeit. Wenn also der Studierende selbst erlebt, dass er ein für ihn bedeutsames Ergebnis selbst beeinflussen kann und dieses erwünschte Konsequenzen bewirkt, motiviert dies zur Handlung. Eine Vorlesung oder ein Seminar sollte daher nicht nur auf eine Prüfung am Ende ausgerichtet sein, sondern sich auf den gesamten Prozess konzentrieren und die Aufmerksamkeit auf das Lernen verschiedener Informationen lenken.

Des Weiteren sollte das Ergebnis verständlich und im direkten Zusammenhang mit der eigentlichen Leistung des gesamten Semesters stehen, beziehungsweise den Lernerfolg und das eingebrachte Engagement bewerten (Schröder, 2000). Ebenfalls sind bei der Bewertung die im Kapitel 2.2. bereits erwähnten Mängel zu beachten. Professoren müssen sich der Scheinobjektivität und der Überbewertung der Notenfunktionen bewusst sein und in regelmäßigen Abständen dazu angehalten werden, darüber zu reflektieren. Ist die Bewertung für den Studierenden verständlich und wird erklärt, regt sie zur Verbesserung oder Erhaltung der Leistung an und motiviert (ebd.).

Daher empfehle ich schriftlich verfasste Aufgaben immer zeitnah an den Studierenden zurück zu geben und zu kommentieren, die guten Ideen zu würdigen und Verbesserungsvorschläge und Erklärungen zu weniger gelungenen Leistungen zu formulieren. Menschen lernen durch Rückmeldung von genauen Informationen. Durch eine wenig aussagekräftige Note werden sie dagegen direkt vor Konsequenzen gestellt und können diese kaum beeinflussen (ebd.). Dasselbe gilt für mündliche Leistungen, die wiederum durch ein positiv wirkendes Feedbacksystem ganzheitlich bewertet werden sollten.

Für Niermeyer (2007) ist für die intrinsische Motivation entscheidend zu wissen was man will. Dies gilt auch für den Studierenden, der meist in erster Linie einen Abschluss anstrebt. Doch warum will er diesen Abschluss? Für dieses Ziel können verschiedene Gründe stehen, die oft auch von außen kommen und damit nicht zur intrinsischen Motivation beitragen. Wird ein Abschluss beispielsweise von den Eltern oder als von der Gesellschaft gefordert gesehen, kann dies zwar zur Motivation beitragen, aber auch das Gegenteil bewirken oder nur eine extrinsische Motivation sein. Es ist daher wichtig, über die eigenen Ziele nachzudenken, sich ihrer bewusst zu sein oder sie auch erst einmal zu finden. Dabei ist es nötig auch über den Abschluss hinaus zu sehen und weiter zu denken. Durch die Konzentration während des Semesters auf ein weiter entfernt liegendes Endziel eines Projektes oder ein Ergebnis einer Aufgabe kann dieses vorausschauende Denken trainiert werden.
Des Weiteren brauchen Menschen Zeit und den Rahmen sich über sich selbst und die eigenen Ziele bewusst zu werden. Die bereits angebrachten Seminare zum Selbstmanagement könnten solch ein Zielemanagement beinhalten und einen Rahmen bieten. Studierende, die bereits im zweiten Drittel des Semesters anfangen für fünf oder mehr Prüfungen zu lernen, sehr viele Abgaben und eine derart hohe Stoffmenge zu bewältigen haben, dass sie überfordert sind, haben keine Zeit, sich über sich selbst oder die eigene Zukunft Gedanken zu machen. Dies zeigt, dass für die Motivation eine Reduktion der Stoffmenge, eine qualitative Umstrukturierung der Inhalte und eine Absprache der Professoren untereinander immens wichtig sind.

Studierende, die mit Problemen neben der Hochschule zu kämpfen haben, sind zusätzlich weniger motiviert und können nicht ihr gesamtes Potential nutzen (Niermeyer, 2007). Deshalb sind die psychologische Beratung und die familienfreundliche Hochschule essentiell, um diese Studierenden zu unterstützen. Daran ist weiter fest zu halten und weitere Angebote sollten ausgebaut werden.

Die Motivation und Erhöhung des Selbstvertrauens sind bedingt durch persönliche Entwicklung, die dem Studenten kommuniziert werden muss sowie eine Vermittlung der fachlichen und nichtfachlichen Potentiale. Soll die Motivation erhöht werden, sind die Professoren hier mit in der Verantwortung.

Die grundsätzliche Aufgabe einer Hochschule ist die Ausbildung, Studierende zu fördern und Anleitung zum Lernen zu geben. Hierfür ist eine zeitgemäße Ausbildung erforderlich, die nicht nur wissenschaftlich fundierte Inhalte, sondern diese auch unter wissenschaftlich als positiv bewerteten Bedingungen vermittelt. An den Hochschulen für angewandte Wissenschaften, wie der Hochschule Coburg, sind die Zahlen der Studenten in einem Kurs häufig kleiner, was erhalten und sogar verstärkt in Betracht gezogen werden sollte, um eine individuellere Betreuung zu ermöglichen. Hierbei ist es wichtig von der Annahme Abstand zu nehmen, dass bisherige Absolventen ihren Abschluss auch unter den herrschenden Bedingungen erreicht haben. Aufgrund von Wissenschaft und Forschung gibt es die Möglichkeit zu wissen, welche Rahmenbedingungen für das Lernen förderlich sind. Dieses Wissen sollte angewendet und damit Ungleichheit in vorhandenen Lernstrategien oder Bewältigungsressourcen bekämpft werden. Dies wirkt sich positiv auf der Ebene der Hochschule sowie auch darüber hinaus in einer Gesellschaft aus (Wilkinson & Pickett, 2010).

Ebenfalls beeinflusst die bewusste Übernahme von Verantwortung die intrinsische Motivation erheblich (Niermeyer, 2007). Studierende, die bewusst in die Vorlesung gehen und diese aktiv mitgestalten, ernst genommen werden und Ideen liefern zu fachlichen und nichtfachlichen Angelegenheiten und damit Verantwortung übernehmen, sind demnach motivierter als Studierende, die eine hohe Stoffmenge lernen und diese ohne Reflexion oder Praxisbezug wiedergeben.

Eine zu starke extrinsische Motivation durch Pflichtveranstaltungen, Prüfungen und Konkurrenz sowie die Gründe für ein Studium durch Eltern oder Gesellschaft haben eine Abnahme der intrinsischen Motivation zur Folge (Holm-Hadulla, 2007, zitiert in Holm-Hadulla et al., 2009). Unter dem Verlust von Kreativität, Freiraum zur Entwicklung, Neugier und Wissbegierde leiden auch die Lehrenden (Hartmer, 2008, zitiert in Holm-Hadulla et al., 2009). Verlieren die Studierenden die Lust am Lernen und beteiligen sich nicht aktiv an den Vorlesungen, ist die Wissensvermittlung einseitig und uninteressant, der Lehrende bekommt keine Rückkopplung und arbeitet nicht mit den Studierenden zusammen.

Der Hochschulrat formulierte 2010 ein entscheidendes Ziel: die „[d]idaktisch-inhaltliche Veränderung der Module des ersten Studienjahres zur besseren Anknüpfung an Motivation und Lernkompetenzen". Diese didaktische Anpassung sollte nicht nur für die ersten Studienjahre passieren, sondern für alle Studierenden der Hochschule. Die Motivation ist ein wichtiger Baustein einerseits guter Leistungen und andererseits der Gesundheit.

Als Einflussfaktor für Gesundheit ist sie somit ein Teil des Konzeptes der Salutogenese – wie entsteht Gesundheit (Antonovsky, 1997).

Eine Stärkung des Kohärenzgefühls der Studierenden hat vor allem auf das psychische Wohlbefinden positive Auswirkungen.

Eine Studie unter Studierenden von Brunner et al. (2009) bestätigte dies. Demnach ist das psychische und physische Wohlbefinden besser, je sinnvoller die eigenen Handlungen in der Hochschule dem Studierenden schienen. Besonders interessant ist hier auch der Fakt, dass Studierende, die die Anforderungen als bewältigbar empfinden, sich in ihrem Umfeld wohler fühlen und dadurch mehr Freizeitmöglichkeiten oder Informationen wahrnehmen (Brunner et al., 2009). Für die Hochschule Coburg ist auch dies wieder ein Beweis, dass die Studierenden eher in der Lage sind, zusätzliche Informationen aufzunehmen und ihre Freizeit gesundheitsförderlicher gestalten würden, wenn sie mit ihren Ressourcen die hochschulischen Anforderungen bewältigen können. Das Kohärenzgefühl ist entscheidend für die Planung gesundheitsförderlicher Aktionen an der Hochschule sowie für die allgemeinen Strukturveränderungen, wie der Informationskultur oder die höhere Teilhabe der Studierenden (ebd.). Durch diese Veränderungen und

Interventionen kann die Lebensqualität insgesamt verbessert und das Kohärenzgefühl erhöht werden (ebd., S. 69).
Brunner et al. (2009, S. 70) empfehlen den „Aufbau und die Kommunikation verlässlicher universitärer Strukturen sowie die verstärkte Einbindung der Studierenden [...] als Strategien zur Stärkung des [Studentischen Kohärenzsinnes] und zur Förderung der Lebensqualität im Allgemeinen".

## 4. Schlusswort

In dieser Arbeit konnte ein Zusammenhang zwischen den Studienbedingungen und der psychosozialen Gesundheit Studierender festgestellt werden. Positive Bedingungen, wie Partizipation, Motivation oder ein starkes Kohärenzgefühl unterstützen das Wohlbefinden, wohingegen negative, wie eine sehr hohe Stoffmenge oder fehlende Schlüsselkompetenzen, zusätzliche Belastungen darstellen und so einen negativen Einfluss auf die Gesundheit haben.
Die Erreichung der im Leitbild der Hochschule Coburg formulierten Ziele ist noch weit entfernt, aber nicht unerreichbar. Die Zusammenarbeit und Wertschätzung aller Mitarbeiter, Lehrender und Lernender der Hochschule ist dabei ein wichtiger Faktor. Durch Kommunikation und das nötige Verständnis ist es möglich, die vorhandenen negativen Faktoren abzubauen, aber auch die positiven aufzubauen, Ressourcen zu erkennen, auszubilden und zu nutzen. Dadurch wird die Partizipation erhöht, das Empowerment, das Selbstwertgefühl und die Motivation. Die Gesundheit nicht nur der Studierenden, sondern auch die der Lehrenden und der Mitarbeiter wird dadurch positiv beeinflusst.
Die Hochschule trägt eine soziale Verantwortung und hat die Möglichkeiten Studierende ganzheitlich auszubilden. Dabei zählt nicht nur die Wettbewerbsfähigkeit der Hochschule, sondern auch das Wohl der Studierenden, die eine dem Arbeitsmarkt entsprechende Ausbildung erhalten und ein gesundheitsförderliches Studium absolvieren können, in dem sie Kompetenzen für das alltägliche Leben und Fähigkeiten erlernen, viele Dinge selbst gesundheitsfördernd zu gestalten.
Diese Bachelorarbeit ist dabei eine Grundlage zum Verständnis, ein Beweis der Notwendigkeit der empfohlenen Maßnahmen und eine Aufdeckung

bestimmter Problemlagen. Die Weiterführung dessen stellt eine langwierige Aufgabe dar und benötigt positive, durchsetzungsfähige und in diesen Bereichen ausgebildete Fachkräfte. Zum Wohle der Studierenden, aber auch der Hochschule selbst, müssen nun konkrete Maßnahmen erörtert und Gespräche geführt werden, um das Ziel der Gerechtigkeit und der familienbewussten und gesunden Studien- und Arbeitsbedingungen zu erreichen.

## Abkürzungsverzeichnis

ATM – Automobiltechnik und Management

BWL – Betriebswirtschaftslehre

HIS – Hochschul Informations System

IA – Innenarchitektur

IGF – Integrative Gesundheitsförderung

Info – Informatik

IP – Integratives Produktdesign

Maschbau – Maschinenbau

Master SA – Master Soziale Arbeit

PT – Physikalische Technik

SA – Soziale Arbeit

**Literaturliste**

Abramson, Seligman & Teasdale (1978) siehe in Aronson, Wilson & Akert (2004)

Antonovsky, A (1997). Salutogenese. Dgvt Verlag, Tübingen

Aronson, E, Wilson, TD & Akert, RM (2004). Sozialpsychologie. Pearson Studium, München

Baric, L & Conrad, G siehe in Siebert, D & Hartmann, T (2007)

Benkert, O (2009). StressDepression, Verlag C.H. Beck oHG, München

Bohrhardt, R (Wintersemester 2007). Onlineumfrage – Gesundheitsförderung HC 2007. unveröffentlichte Studie an der Hochschule Coburg

Brunner, E; Maier, M; Gritsch, A & Jenull, B (2009). Die Universität – ein kohärentes Setting? Messung des studentischen Kohärenzgefühls. Prävention und Gesundheitsförderung. Springer Medizin Verlag. Vol 4, 66–70. DOI 10.1007/s11553-008-0149-6

Bundesministerium für Bildung und Forschung (2008). Lebenslanges Lernen. Gesehen am 05. Januar 2011. http://web.archive.org/web/20080822031749/http://www.bmbf.de/de/411.php

Büro für Berufsstrategie GmbH (k. D.). Emotionale Intelligenz. Klugheit der Gefühle. Gesehen am 05. Januar 2011. http://www.berufsstrategie.de/bewerbung-karriere-soft-skills/emotionale-intelligenz.php

Claussen, U, Fröhlich, C & Thomass, B (k. D.). Projekt Prozessleittechnik – soziale Kompetenz durch praktisches Handeln erwerben. Universität Hamburg, gesehen am 1. Dezember 2010, http://www.etech.fh-hamburg.de/tb/tb32/claussen.pdf

Cooper & Sawaf siehe in Niermeyer, (2007)

Finkenbeiner, C & Schnaitmann, GW (2001). Lehren und Lernen im Kontext empirischer Forschung und Fachdidaktik. Auer Verlag GmbH, Donauwörth

Graf, G & Krischke, NR (2004). Psychische Belastungen und Arbeitsstörungen im Studium. Verlag W. Kohlhammer, Stuttgart

Gruber, H, Mandl, H & Renkl, A (1999): Was lernen wir in Schule und Hochschule: Träges Wissen? (Forschungsbericht Nr. 101). München: Ludwig-Maximilians-Universität, Lehrstuhl für Empirische Pädagogik und Pädagogische Psychologie. Gesehen am 05. Januar 2011. http://epub.ub.uni-muenchen.de/209/

Hartmer, (2008) siehe in Holm-Hadulla et al., 2009

HAW Fachhochschule Coburg (2009). Der Aufbau der StudentINNenvertretung. Gesehen am 02. Januar 2011. http://www.hs-coburg.de/sv-struktur.html

Hitzler, R, Honer, A & Maeder, C (1994). Expertenwissen. Westdeutscher Verlag, Opladen

Heublein, U, Hutzsch, C, Schreiber, J, Sommer, D & Besuch, G (2010). Ursachen des Studienabbruchs in Bachelor- und in herkömmlichen Studiengängen. Hochschul Informations System GmbH, Hannover

Hochschulrat (16.04.2010). Überblick zu den an der Hochschule Coburg eingeleiteten Maßnahmen und Planungen im Zusammenhang mit dem Bildungsstreik 2009, TOP 4

Isserstedt, W, Middendorff, E, Kandulla, M, Borchert, L & Leszczensky, M (2009). Die wirtschaftliche und soziale Lage der Studierenden in der Bundesrepublik Deutschland 2009. HIS Hochschul-Informations-System GmbH, Hannover

Jäger, R (2007). Selbstmanagement und persönliche Arbeitstechniken. Verlag Dr. Götz Schmidt, Gießen

Klein, S, König, CJ & Kleinmann, M (2003). Sind Selbstmanagement-Trainings effektiv? Zeitschrift für Personalpsychologie, Hogrefe Verlag, Vol. 2, 4.

Klöckner, W (2007). Selbstmanagement. Universität Konstanz. Gesehen 11. Dezember 2010. http://www.uni-konstanz.de/FuF/SportWiss/kloeckner/pspsycho-Dateien/Selbstmanagement.pdf

Krämer, A, Sonntag, U, Steinke, B, Meier, S & Hildebrand, C (2007). Gesundheitsförderung im Setting Hochschule. Juventa Verlag, Weinheim und München

Lazarus, R & Folkman, S siehe in Aronson et al. (2004)

Leitbild der Hochschule Coburg, beschlossen am 19.11.2010 in gemeinsamer Sitzung der erweiterten Hochschulleitung und des Senats der Hochschule Coburg. Gesehen am 19. Januar 2011. http://www.hs-coburg.de/uploads/media/Leitbild_idFv_19112010.pdf

Niermeyer, R (2007). Motivation. Rudolf Haufe Verlag, München.

Nitsch, JR (1981). Stress: Theorien, Untersuchungen, Massnahmen. Hans Huber Bern, Bern

Peterson (1999) siehe in Aronson, Wilson & Akert (2004)

Robertson, C (2001). Fachübergreifende Lehre und Schlüsselqualifikationen in der ingenieurwissenschaftlichen Ausbildung in Deutschland. Universität Karlsruhe, gesehen am 1. Dezember 2010, http://www.zak.kit.edu/img/endberichtfuell.pdf

Rotter, JB (1995). Internal Versus External Control of Reinforcement. American Psychologist, 1990, Vol. 45, No. 4, 489-493.

Schaeper, H & Briedis, K (2004). Kompetenzen von Hochschulabsolventinnen und Hochschulabsolventen, berufliche Anforderungen und Folgerungen für die Hochschulreform - Projektbericht. Gesehen am 14. Januar 2011. http://www.bmbf.de/pub/his_projektbericht_08_04.pdf

Schröder, H (2000). Lernen – Lehren – Unterricht. Oldenbourg Wissenschaftsverlag GmbH, München : Wien : Oldenbourg

Schwarzer, R & Jerusalem, M (2002). Das Konzept der Selbstwirksamkeit. Zeitschrift für Pädagogik. 2002, Vol. 44, 28-44.

Seligman (1975) siehe in Aronson, Wilson & Akert (2004)

Sennett siehe in Graf, G & Krischke, NR (2004).

Siebert, D & Hartmann, T (2007). Gesundheitsförderung an Hochschulen auf nationaler Ebene/Rahmenbedingungen der Gesundheitsförderung an Hochschulen. Gesehen am 01. Januar 2011. http://www.gesundheitsfoerdernde-hochschulen.de/Inhalte/D_Gefoe_HS_national/D1_Rahmenbedingungen/D1_GFHS_national_Rahmenbedingungen.pdf

Studentenwerk Oberfranken (2009). Geschäftsbericht 2009. 31. Wirtschaftsjahr. Bayreuth

Tschakert siehe in Nietsch, JR (1981)

Wilkinson, R & Pickett, K (2010). The Spirit Level. Why Equality is Better for Everyone. Penguin Group, London

Zabeck siehe Robertson, C (2001)

# Anhang

**Studenten**
"Ungeeignete" Professoren (menschlich)
schlechte Organisation des Studienganges
kaum Freizeit
hoher Konkurrenzdruck
wenig Wählmöglichkeiten, der Weg is so bewusst vorgegeben
wenig individuelle Förderung
kein Feedback von Dozenten
Unterforderung ("ich könnte viel mehr leisten!!!)
Gefühl der Perspektivlosigkeit
sehr oberflächliche Inhalte
zeitintensive Projekte, oft Nachtschichten
Prüfungsstress
familiäre Gründe
unklare Anforderungen/Ziele des Studiums
organisatorische "Pleiten" + Überlastung
wenig Praxisorientierung bzw. starke Schwankungen im Fachwissen
Stress durch so viele Prüfungen
Auswendig lernen
sehr sehr viel Inhalt innerhalb kurzer Zeit
zu viele Prüfungen, zu wenig Zeit
Prüfungsangst (3. Versuch)
Kein Schlaf, bis zu 3 Tage durchgehend wach vor Abgaben weil nicht anders zu schaffen
Keine Akzeptanz gegenüber schwach sowohl von Mitstudenten + Profs
hohe Eigenverantwortung
Leistungsdruck
Überforderung mit dem Arbeitspensum
der Vergleich mit den anderen Studenten
wenig Feedback
Messbarkeitsprobleme (punkto Vergleich)
sehr großes Pensum, kaum Zeit für Privates
Geld- und Finanzierungsschwierigkeiten
Perspektiven
Ortswechsel
wenn nicht, was denn? (Zukunft)
sehr großer Lern- und Arbeitsaufwand
Prüfungsdruck
spezielle Leistungen auf Abfrage mittels kurzer Zeit
Prüfungsangst (3. Versuch)
Probleme beim Lernen/Konzentrieren
Angst, Versagensängste, Panik
Minderwertigkeitsgefühle
Abwertungen von mir selbst
Essstörung
Selbstverletzung
Verzweiflung
Hassgefühle
Anspannungen
Hochstress
Stress
Motivationslosigkeit
Leistungsdruck
Selbstorganisation/Zeitmanagement

Menge des Lernstoffs sehr groß
Doppelte Belastung Haushalt/Studium
viele Vorträge/Hausarbeiten u.ä. unter dem Semester, die mit unheimlich viel Arbeitsaufwand verbunden sind
zu wenig Zeit für die Prüfungsvorbereitung und hoher Leistungsdruck
Kombination von Arbeit & Studium und trotzdem immer "Finanznot"

**Psychologen**
Organisatorische Fragen
negativer Stress
Überforderung
familiäre Konflikte (Scheidung)
Konzentrationsprobleme
Überforderungsreaktion
Entscheidungsfindung schwierig
Paarprobleme
Organisation im Studium
Mentorentätigkeit der Profs schlecht
soziale Kontakte schwierig
Persoektivlosigkeit
Organisation im Studium
familiäre Konflikte
Prüfungsangst
familiäre Konflikte
Organisation/Struktur
Lernschwierigkeiten
familiäre Belastungen
Prüfungsangst
negativer Stress
problematische WG
Prüfungsangst
Überforderung durch Arbeitspensum
Motivationsprobleme
Sprachproblem
wenig Sozialkontakte
depressive Symptome
Partnerschaftskonflikt
Konzentrations- und Lernschwierigkeiten
v.a. ADHS
Partnerschaftskonflikt
Soziale Ängste
Prüfungsangst
mangelnde soziale Kompetenzen
Lernschwierigkeiten
Konzentrationsprobleme
Lernschwierigkeiten
Partnerschaftskonflikt
Überforderung durch Arbeitspensum
Prüfungsangst
Lernschwierigkeiten
Probleme mit sozialen Kompetenzen
Selbstbekämpfung
Überforderung durch Arbeitspensum
Leistungsdruck
Prüfungsangst
Zeitmanagement/Selbstorganisation

Konkurrenz zu anderen
Willkür in Benotung
Selbstorganisationsprobleme
Motivationsprobleme
Überforderung durch Arbeitspensum/Prüfungen
Selbstorganisationsprobleme
Motivationsprobleme
Überforderung durch Arbeitspensum
depressive Symptome
Zukunftsängste
Entscheidungsunsicherheit
Selbstorganisationsprobleme
Motivationsprobleme
depressive Phasen
Prüfungsangst
hohes Arbeitspensum
wenig Ausgleich
Leistungsdruck
Prüfungsangst
Überforderung durch Menge der Anforderungen
Lern- und Konzentrationsprobleme
Motivationsprobleme
Essstörung
Versagensängste
Hochstress
Leistungsdruck
Minderwertigkeit
Schwierigkeiten mit sozialen Kompetenzen
Borderline
Prüfungsstress
Leistungsdruck
Selbstorganisation/Zeitmanagement
Motivationsprobleme
hohes Arbeitspensum
extreme leistungsansprüche
finanzieller Druck
Leistungsdruck der Eltern
Essstörung